Kohlhammer

Der Autor:

Friedhelm Henke ist Gesundheits- und Krankenpfleger, Lehrer für Pflegeberufe, Dozent in Aus-, Fort- und Weiterbildung.

E-Mail: Friedhelm.Henke@gmx.de
Internet: www.Menschenpflege.de

Für meine Schwester Annegret und für meine Eltern

Weitere Veröffentlichungen von Friedhelm Henke im Verlag W. Kohlhammer:

Friedhelm Henke (im Druck): Arbeitsbuch für die zusätzliche Betreuungskraft. Qualifizierung der Demenz-, Alltags- und Seniorenbegleitung gemäß § 87 b Abs. 3 SGB XI. ISBN 978-3-17-022176-5

Friedhelm Henke (2012): Gute MDK-Prüfungsnoten für die ambulante und stationäre Pflege. Transparenzkriterien kennen und erfüllen. ISBN 978-3-17-022175-8

Friedhelm Henke (2012): Nachweisheft der praktischen Ausbildung für die Gesundheits- und Krankenpflege. Kompetenz- und Themenbereichsorientierung gemäß KrPflAPrV, 3., überarbeitete und erweiterte Auflage. ISBN 978-3-17-022139-0

Friedhelm Henke (2012): Ausbildungsplan und Nachweisheft für die praktische Altenpflegeausbildung. Kompetenz- und Lernfeldorientierung gemäß AltPflAPrV, 3., überarbeitete und erweiterte Auflage. ISBN 978-3-17-022307-3

Friedhelm Henke; Christian Horstmann (2012): Pflegeplanung exakt formuliert und korrigiert. Praktische Arbeitshilfen für Lehrende und Lernende, 3., überarbeitete und erweiterte Auflage, ISBN 978-3-17-022409-4

Friedhelm Henke (2011): Lernfelder der Altenpflege. Fallorientiertes Wissen in Frage und Antwort, 2., überarb. und erw. Auflage, ISBN 978-3-17-021740-9

Friedhelm Henke; Christian Horstmann (2008): Pflegekniffe von A–Z. Pflegefehler erfolgreich vermeiden, ISBN 978-3-17-020048-7

Friedhelm Henke (2006): Pflegeplanung nach dem Pflegeprozess. individuell – prägnant – praktikabel, 3., überarb. und erw. Auflage, ISBN 978-3-17-019315-4

Friedhelm Henke (2006): Fixierungen in der Pflege. Rechtliche Aspekte und praktischer Umgang mit Fixiergurten, ISBN 978-3-17-018771-9

Friedhelm Henke (2005): Erste Hilfe. Lebensrettende Sofortmaßnahmen. ISBN 978-3-17-017884-7

Friedhelm Henke

Formulierungshilfen zur Pflegeplanung

Zentrale Pflegedokumentation nach ATL/A(B)EDL
mit Hinweisen aus den Expertenstandards und den
MDK-Richtlinien

7., überarbeitete und erweiterte Auflage

Verlag W. Kohlhammer

7., überarbeitete und erweiterte Auflage 2013

Alle Rechte vorbehalten
© 2007/2013 W. Kohlhammer GmbH Stuttgart
Umschlag: Gestaltungskonzept Peter Horlacher
Gesamtherstellung:
W. Kohlhammer Druckerei GmbH + Co. KG, Stuttgart
Printed in Germany

ISBN 978-3-17-023288-4

Inhalt

Abkürzungen

Zur Erleichterung der Formulierungen bieten sich folgende Abkürzungen an. Sie sind einheitlich zu verwenden, um allen Beteiligten Transparenz zu ermöglichen.

A. A.	=	Arztanordnung
AEDL	=	Aktivitäten und existentielle Erfahrungen des Lebens
ATL	=	Aktivitäten des täglichen Lebens
exam. PP	=	examinierte Pflegeperson (Pflegefachkraft)
LA	=	Lebensaktivitäten
m. A.	=	mündliche Anordnung
m. U.	=	mit Unterstützung
P	=	Puls
PP	=	Pflegeperson (Pflegekraft)
RR	=	Blutdruck (nach Riva-Rocci)
selb.	=	selbstständig
t. A.	=	telefonische Anordnung
Temp	=	Körpertemperatur
TÜ	=	Teilübernahme, bezogen auf die Leistung der Pflege(-fach)kraft
VÜ	=	Vollübernahme, bezogen auf die Leistung der Pflege(-fach)kraft
v. u. g.	=	vorgelesen und genehmigt
ZPD	=	Zentrale Pflegedokumentation

Allgemeine Hinweise

Lebensaktivitäten (LA); ATL; A(B)EDL

In seiner Bedürfnispyramide unterscheidet Abraham Harold Maslow fünf Stufen menschlicher Bedürfnisse. Liliane Juchli erstellte in Anlehnung an Nancy Roper ebenfalls ein bedürfnisorientiertes Pflegemodell und spricht dabei von zwölf ATL (Aktivitäten des täglichen Lebens). Monika Krohwinkel führt die A(B)EDL auf.

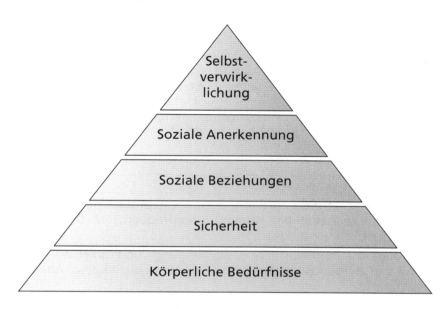

Lebensaktivitäten (LA) nach den Begutachtungsrichtlinien des Medizinischen Dienstes der Krankenkassen (MDK)	Symbol LA	Andere Bezeichnungen (n. Juchli u. Krohwinkel)	Bedürfnisstufen (n. Maslow)
LA: Vitale Funktionen aufrecht erhalten können		ATL: Atmen, Regulieren der Körpertemperatur A(B)EDL: identisch	1
LA: Sich situativ anpassen können		ATL: Raum und Zeit gestalten; Sinn finden; Sich als Mann/Frau fühlen und verhalten A(B)EDL: Soziale Bereiche des Lebens sichern; Mit existentiellen Bereichen des Lebens umgehen; Sich als Mann/Frau fühlen und verhalten	3; 4; 5
LA: Für Sicherheit sorgen können		ATL und A(B)EDL: identisch	2
LA: Sich bewegen können		ATL und A(B)EDL: identisch	1
LA: Sich sauber halten und kleiden können		ATL: Sich waschen und kleiden A(B)EDL: Sich pflegen; Sich kleiden	1
LA: Essen und Trinken können		ATL und A(B)EDL: identisch	1

Lebensaktivitäten (LA) nach den Begutachtungsrichtlinien des Medizinischen Dienstes der Krankenkassen (MDK)	Symbol LA	Andere Bezeichnungen (n. Juchli u. Krohwinkel)	Bedürfnisstufen (n. Maslow)
LA: Ausscheiden können	👫	ATL und A(B)EDL: identisch	1
LA: Sich beschäftigen können	⏳	ATL: Raum und Zeit gestalten A(B)EDL: identisch	2; 3; 4; 5
LA: Kommunizieren können	🗣	ATL und A(B)EDL: identisch	1; 2; 3; 4; 5
LA: Ruhen und Schlafen können	🛏	ATL: Wachsein und Schlafen A(B)EDL: identisch	1
LA: Soziale Bereiche des Lebens sichern können	👪	ATL: Sinn finden; Sich als Mann/Frau/Kind fühlen und verhalten A(B)EDL: Soziale Bereiche des Lebens sichern; Mit existentiellen Bereichen des Lebens umgehen; Sich als Mann/Frau fühlen und verhalten	3; 4; 5

Symbol	Typische Aspekte der Lebensaktivität (LA)
⊞	Bewusstseinszustand, zeitliche, örtliche, persönliche und situative Orientierung, Kälte- und Wärmeempfinden, selbstständige Atmung, Atemfrequenz, -rhythmus, -tiefe, -geruch, Husten, Auswurf, Rauchen, …
☯	Bezug zur Religion, Lebenseinstellung, Bewältigung von Problemen, Angst, Schamgefühl, Umgang mit verschiedenen Lebensphasen, z. B. Kindheit, Jugend, Alter, Klimakterium, Krankheit, Unfall, …
🔒	Medikamenteneinnahme, Vermeiden von Verletzungen, Geborgenheit, Vertrauen, gesicherte häusliche und wirtschaftliche Situation, Suchtverhalten (z. B. Alkohol, Medikamente), …
🚲	Selbstständige Beweglichkeit, bevorzugte Haltung, Kräftezustand, Lagerung, Balancefähigkeit, Hilfsmittel wie Rollator, Gehstock, Rollstuhl, Lifter, Prothesen, Orthesen, …
💧	Selbstständiges Duschen, Baden, Ganzkörper- und Teilpflegen, Hautzustand, Haut-, Mund-, Zahn-, Haar-, Bart-, Nagelpflege, Pflegemittel, An- und Auskleiden, angepasste Kleidung, …
🍽	Durstempfinden, selbstständiges Essen und Trinken, Trinkverhalten, Trinkplan, Ess- und Trinkbiografie, Ernährungszustand, beschwerdefreie Nahrungsaufnahme, Dysphagie, Appetit, Gewicht, Diätformen, …
👫	Selbstständige Stuhl- und Urinausscheidung: Frequenz, Menge, Farbe, Geruch, Konsistenz, Gewohnheiten, Schamgefühl, Kontinenz, Erbrechen, Schwitzen, Flüssigkeitsbilanzierung, In-/Kontinenzprofil, …
⏳	Selbstständige Beschäftigungen, Teilnahme an Freizeitveranstaltungen, Freizeitverhalten, Hobbys, Beruf, Teilnahmslosigkeit, Kontakte zu Vereinen, Freunden, Bezugspersonen, …
🗣	Kommunikationsformen (verbal, nonverbal – Gestik, Mimik, Haltung), Mitteilungsbereitschaft, Stimmung, Ausdruck von Emotionen (Freude, Angst), Reaktionen auf andere Personen und Umwelt, Brille, Hörgerät, …
🛏	Schlafgewohnheiten, Rituale, Tag- und Nachtrhythmus, Ein- und Durchschlafstörungen, innere Ausgeglichenheit, Stressoren, Unruhe, Hilfsmittel, störungsfreie Ruhezeiten, Mittagsruhe, …
👪	Selbstständiges Erledigen von Behördenangelegenheiten, finanzielle Situation, Wohnungssituation, Beziehung zu Verwandten, Freunden, Nachbarn, Reaktion auf fremde Personen, …

Zentrale Pflegedokumentation (ZPD)

Die Vordrucke zur Dokumentation der Pflege in diesem Buch orientieren sich am professionell betrachteten Pflegeprozess. Dieser erfolgt (ungekürzt) in sechs Schritten entlang der individuellen und ganzheitlichen Lebensaktivitäten. Der Zeitaufwand und die Inhalte der Pflegedokumentation müssen sich im relevanten Pflegetagesablauf am tatsächlichen Pflegebedarf (an Ressourcen, Problemen und den wirklich zu leistenden und geleisteten Maßnahmen) orientieren. Die Qualitätssicherung in der Pflege darf kein Selbstzweck sein und nicht mehr Zeit als die eigentliche Pflegedurchführung beanspruchen. Die ZPD ist als einheitliches Konzept zu verstehen, welches von allen Beteiligten (Pflegeeinrichtungen, Versicherungsträgern, Aufsichtsbehörden) anerkannt wird. Einrichtungsinterne Überlegungen können darin freigestaltend eingebunden werden. Sie kann einrichtungsinterne Qualitätsverbesserungen nicht überstülpen, sondern lediglich dazu anregen. So ergeben sich für die Nachhaltigkeit der Entbürokratisierung automatisch weitere kontinuierliche Verbesserungsprozesse bezüglich Pflegesystem, Arbeitszeitgestaltung, Übergaben sowie der Delegation der speziellen Pflege/Behandlungspflege etc.

Die Maßstäbe und Grundsätze zur Weiterentwicklung der Pflegequalität im § 113 SGB XI verlangen u. a. „eine praxistaugliche, den Pflegeprozess unterstützende und die Pflegequalität fördernde Pflegedokumentation, die über ein für die Pflegeeinrichtungen vertretbares und wirtschaftliches Maß nicht hinausgehen dürfen."

Die Formulierungshilfen zur Planung und Dokumentation der Pflege orientieren sich an den Richtlinien der Spitzenverbände der Pflegekassen zur Begutachtung von Pflegebedürftigkeit nach dem XI. Buch des Sozialgesetzbuches (Begutachtungsrichtlinien – BRi) vom 21. 03. 1997 in der Fassung vom 22. 08. 2001 und vom 08. 06. 2009.

Auch wenn die Pflegeversicherung u. a. aus Gründen der Finanzierbarkeit weiterentwickelt wurde, so sind die bestehenden Richtlinien meiner Ansicht nach dennoch nicht falsch, sondern erfordern eine gute und praxisnahe Pflegefachlichkeit. Um diese transparent zu machen, muss sie gut dokumentiert werden. Die vorliegenden Arbeitshilfen erheben jedoch keinerlei Anspruch auf Vollständigkeit. Die Leerzeilen in diesem Buch dienen zu eigenen Ergänzungen der Formulierungshilfen nach den Lebensaktivitäten (vorgegeben von den BRi).

Die Vordrucke sind als Kopiervorlagen gedacht und können vervielfältigt werden. Anstelle der vielfach üblichen horizontalen Ausrichtung sind sie zur einfacheren Handhabung der Dokumentation durchgehend vertikal gestaltet. Die Begutachtungsrichtlinien erläutern die Begutachtungskriterien auf der Basis des SBG XI und der Pflegebedürftigkeitsrichtlinien. Sie sichern bundesweit einheitliche Maßstäbe für die Begutachtung. Die offizielle Definition der **Pflegebedürftigkeit** nach § 14 PVG lautet: „Pflegebedürftig sind Personen, die wegen einer körperlichen, geistigen oder seelischen Krankheit oder Behinderung für die gewöhnlichen und regelmäßig wiederkehrenden Verrichtungen im Ablauf des alltäglichen Lebens auf Dauer, voraussichtlich für mindestens sechs Monate, in erheblichem Maße hilfsbedürftig sind." Krankheiten oder Behinderungen sind

– Verluste, Lähmungen oder andere Funktionsstörungen am Stütz- und Bewegungsapparat,
– Funktionsstörungen der inneren Organe und Sinnesorgane,

– Störungen des Zentralnervensystems wie Antriebs-, Gedächtnis- oder Orientierungsstörungen sowie endogene Psychosen, Neurosen oder geistige Behinderungen.

Das bedeutet, dass sich die Pflegebedürftigkeit daran orientiert, **ob** und **in welchem Umfang** die betroffenen Personen bei der Körperpflege, Ernährung, Mobilität und den hauswirtschaftlichen Arbeiten Hilfe benötigen, und wie viel Zeit dafür aufgewendet werden muss. Die Pflegebedürftigkeit hat zur Folge, dass die notwendigen Verrichtungen des täglichen Lebens teilweise oder ganz von Dritten ausgeführt werden müssen. Die Hilfeleistungen können auch darin bestehen, den Pflegebedürftigen anzuleiten oder zu beaufsichtigen, damit er die Verrichtungen selbstständig ausführen kann. Verrichtungen des täglichen Lebens sind:

– Im Bereich der Körperpflege: Das Waschen, Duschen, Baden, Zähne putzen, Kämmen, Rasieren sowie die Darm- und Blasenentleerung.
– Im Bereich der Ernährung: Das mundgerechte Zubereiten der Nahrung und deren Aufnahme.
– Im Bereich der Mobilität: Das selbstständige Aufstehen und Zu-Bett-Gehen, An- und Auskleiden, Gehen, Stehen, Treppensteigen und das Verlassen und Wiederaufsuchen der Wohnung.
– Im Bereich der hauswirtschaftlichen Versorgung: Das Einkaufen und Kochen, die Reinigung der Wohnung, Spülen, Wechseln und Waschen der Wäsche und der Kleidung sowie das Beheizen der Wohnung.

Das Pflegeversicherungsgesetz unterscheidet zwischen erheblich Pflegebedürftigen, Schwerpflegebedürftigen und Schwerstpflegebedürftigen. Für die Gewährung von Leistungen sind die Pflegebedürftigen in eine der drei Stufen einzuordnen.

Formulierungen aus den Begutachtungsrichtlinien

Bei der Begutachtung hat eine Einschätzung des Allgemeinzustands und der Leistungsfähigkeit eines Antragstellers zu erfolgen. Diese Angaben sind zur Beurteilung der Erfolgsaussichten von Rehabilitationsmaßnahmen unerlässlich. Auf gegebenenfalls nur vorübergehende Allgemeinbefundveränderungen ist hinzuweisen. Es ist des Weiteren anzugeben, ob der Allgemeinzustand als gut, mäßig oder deutlich reduziert anzusehen ist.

– **Guter Allgemeinzustand:** Altersentsprechender Allgemeinzustand ohne Einschränkung des Ernährungs- und Kräftezustands.
– **Mäßiger Allgemeinzustand:** Einschränkungen mit eventuellen Auswirkungen auf den erforderlichen Hilfebedarf (Verrichtungen können z. B. nur verlangsamt durchgeführt werden).
– **Deutlich reduzierter Allgemeinzustand:** Stark herabgesetzte Belastbarkeit, klar erkennbare Auswirkungen auf den erforderlichen Hilfebedarf. Hilfen sind in der Regel aufgrund fehlender Kräfte erforderlich.

Bei Erwachsenen sind der Allgemein-, Ernährungs-, Kräfte- und Pflegezustand (Größe, Gewicht sowie die Hautbeschaffenheit) zu beschreiben. Eine vorliegende Bettlägerigkeit ist anzugeben. Befunde wie Zyanose, Dyspnoe und Ödeme können je nach ihrer Bedeutung auch schon erwähnt werden. Bei Kindern ist der globale Entwicklungsstand – wie er vom Untersucher durch eigene Beobachtung, Befragung und Untersuchung des Kindes festgestellt wird – darzustellen.

Hierzu gehören auch Angaben zu Größe und Gewicht, die in der Regel dem gelben Vorsorgeheft (mit Datum) entnommen werden können. Angesprochen werden kann bereits hier das Verhalten des Kindes, das der Untersucher während des Gesprächs mit den Eltern beobachtet hat. Es ist besonders auf eine ausgeprägte Antriebsarmut zu achten wie auch auf sehr unruhige, leicht erregbare und eventuell hyperaktive Kinder.

Die beim Hausbesuch klinisch feststellbaren funktionellen Einschränkungen oder Schädigungen in den einzelnen Organsystemen sind präzise nach Art, Lokalisation und Grad ihrer Ausprägung zu beschreiben. Eine Aufzählung von Diagnosen ist hier nicht angebracht. Bei Wiederholungsuntersuchungen müssen diese Befunde die Beurteilung des Erfolgs von Rehabilitations- und Pflegemaßnahmen ermöglichen. Falls sich hieraus ein veränderter Hilfebedarf ergibt, müssen sie als Beleg für die Begründung einer veränderten Pflegeeinstufung dienen können. Die zusätzliche Einteilung nach Schweregraden durch einen Arzt oder eine Pflegefachkraft erfordert eine globale Einschätzung der Einschränkungen bei den jeweiligen Organsystemen auf der Grundlage der dokumentierten Befunde. Beim Vorliegen mehrerer Schädigungen unterschiedlichen Schweregrads innerhalb eines Organsystems ist die mit dem höchsten pflegerelevanten Schweregrad zu dokumentieren. Die Einteilung der Schweregrade ist kein Ersatz für die erforderliche einzelfallorientierte Beschreibung der Funktionsausfälle im Freitext. Auswirkungen der Funktionseinschränkungen auf den Hilfebedarf wie auch deren möglicher Ausgleich durch Hilfsmittel bleiben hier unberücksichtigt. Einschränkungen sind je nach Schweregrad anzugeben.

- **Keine Einschränkungen:** Eine erkennbare Einschränkung der Funktion des Organsystems liegt nicht vor.
- **Mäßige Einschränkungen:** Minderung der Funktion des Organsystems mit erkennbaren Einschränkungen der Leistungen oder Verrichtungen.
- **Schwere Einschränkungen:** Gravierend herabgesetzte Funktion des Organsystems mit erheblichen Einschränkungen der Leistungen oder Verrichtungen.
- **Funktionsausfall:** Weitestgehende oder völlig aufgehobene Fähigkeit (Funktion) oder völlige Einschränkung von Leistungen oder Verrichtungen innerhalb des Organsystems.

Formulierungen von funktionellen Einschränkungen:

Des Stütz- und Bewegungsapparats
Unabhängig von ihrer Ätiologie sind hier alle pflegerelevanten Funktionseinschränkungen und deren Grad zu beschreiben. Hinweise auf die Ursache der Funktionseinschränkungen sind anzugeben, z. B. die Art einer Parese (schlaff oder spastisch) und ihre Ausprägung (vollständige oder Teilparese). Auch zerebrale Bewegungsstörungen wie Athetosen, Akinesien oder schwere Gleichgewichtsstörungen sind zu dokumentieren.

Der inneren Organe
Funktionseinschränkungen der Atmungsorgane, der Luftwege, des Kreislauf- und Gefäßsystems, der Verdauungsorgane sowie der Nieren und ableitenden Harnwege, soweit diese Auswirkungen auf den Hilfebedarf bzw. die Rehabilitationsmöglichkeiten haben, sind anzugeben. Lokalisation und Intensität der Befunde sind zu beschreiben. Hautveränderungen, insbesondere

bei Dekubitus, sind mit der Ausprägung der Befunde (Größe und Lage) zu nennen. Obwohl als Hinweis für das Vorliegen einer Stuhl- und/oder Harninkontinenz zum Zeitpunkt der Untersuchung oft nur indirekte Anzeichen festzustellen sind, ist hierauf wegen der großen Bedeutung für den Pflegebedarf besonders einzugehen. Auf weitere entsprechende Angaben unter den ATLs (Aktivitäten des täglichen Lebens) kann verwiesen werden, um eine Doppelbeschreibung zu vermeiden.

Der Sinnesorgane

Pflegerelevante Funktionseinschränkungen der Sinnesorgane und deren Auswirkungen sind zu dokumentieren. Gerade Defizite im Bereich der Sinnesorgane beeinflussen den Hilfebedarf häufig erheblich. Einschränkungen des Sprechvermögens und des Sprachverständnisses sind ebenfalls zu beschreiben. Bei Kindern ist zu beurteilen, ob eine Sprachentwicklungsverzögerung vorliegt.

Des Zentralnervensystems (ZNS) und der Psyche

Hier werden funktionelle Einschränkungen aufgrund von Erkrankungen des ZNS und der Psyche sowie geistige Behinderungen aufgeführt, soweit sie nicht schon unter Stütz- und Bewegungsapparat beschrieben wurden. Beziehen sich die pflegebegründenden Diagnosen auf neurologische oder psychische Störungen, so sind diese hier darzustellen. Ein kurzer neurologischer und/oder psychischer Befund ist dann erforderlich. Die Beschreibung des psychischen Befunds geschieht mit Hilfe folgender Fragen: Gibt es Verhaltensstörungen? Ist eine Kontaktaufnahme möglich, in welcher Form? Ist die zu pflegende Person orientiert (persönlich, örtlich, zeitlich und zur Situation)? Wie sind die Gedächtnisfunktionen? Ist der formale Gedankenablauf gestört? Bestehen Hinweise auf Halluzinationen oder Wahnideen? Wie sind Stimmung und Antrieb einzuschätzen? Zur diagnostischen Objektivierung des Verdachts auf eine hirnorganische Einschränkung kann der Mini-Mental-Test (Mini-Mental State Examination – MMSE) angewandt werden. Die MMSE ist das am häufigsten eingesetzte Screeningverfahren für Gedächtnisstörungen. Bei ihrer Anwendung ist zu beachten, dass die Aussagefähigkeit des Testergebnisses durch bestimmte Fähigkeitsstörungen (z. B. Sprach-/Sprechstörungen) gemindert werden kann. Der Vergleich der Testergebnisse dient der Verlaufsbeobachtung der Erkrankungen des ZNS sowie der Psyche. Außerdem ermöglicht er eine bessere Beurteilung der Wirksamkeit von Rehabilitationsmaßnahmen. Die Beurteilung mittels der MMSE dient nicht der Einstufung in die Pflegestufen; diese ist auf der Grundlage der Bewertung des Hilfebedarfs bei den gesetzlich vorgeschriebenen Verrichtungen vorzunehmen.

Pflegebegründende Diagnosen

Eine oder zwei Hauptdiagnosen, die im Wesentlichen die Pflegebedürftigkeit begründen, sind anzugeben und nach ICD (International Classification of Diseases and Related Health Problems) zu verschlüsseln. Die für die Funktionsdefizite ursächlichen weiteren Diagnosen sollten in der Reihenfolge ihrer Wertigkeit angegeben werden. Es sollten auch klinische Diagnosen angegeben werden, die zwar keine Pflege begründen, aber bei eventuellen Therapie- und Rehabilitationsmaßnahmen von Bedeutung sind. Die Beurteilung der Fähigkeiten und Einschränkungen eines Antragstellers in Bezug auf die Aktivitäten des täglichen Lebens bildet eine wesentliche analytische Grundlage zur Ableitung von Rehabilitationsmaßnahmen und des individuellen Pflegeplans. Sie unterstützt damit auch eine umfassende ganzheitliche Sichtweise und in der Folge realistische pflegerische und rehabilitative Interventionspotenziale. Die Ermittlung des Rehabilitations- und Pflegebedarfs auf der Grundlage der Aktivitäten des täglichen Lebens orientiert sich im jeweiligen Einzelfall an den Fähigkeiten und Einschränkungen der Person, nicht jedoch an seinem klinischen Krankheitsbild. Der Grad der Selbstständigkeit ist nicht nur entscheidend für den aktuellen Pflegeplan, sondern auch für rehabilitative und pflegerische Interventionen, um die Fähigkeiten zu erhalten oder wiederzuerlangen. Es ist daher auch sinnvoll, die einzelnen Punkte der ATL (Lebensaktivität) unter den folgenden Aspekten zu bewerten:

– Wie viel Selbstständigkeit besitzt der Antragsteller in Bezug auf die einzelnen Fähigkeiten?
– Welche Fähigkeitseinschränkungen bestehen?
– Welche Auswirkungen hat das auf die psychosoziale Gesamtsituation des Antragstellers?

Diese Form der ergänzenden Begutachtung ermöglicht auch einen Rückschluss auf die Belastungen der Pflegeperson und ihrer Angehörigen. Die Beurteilung der Fähigkeiten dient nicht der Einstufung in die Pflegestufen, diese ist auf der Grundlage der Bewertung des Hilfebedarfs bei den gesetzlich vorgeschriebenen Verrichtungen vorzunehmen. Im Folgenden werden die im Gutachtenformular vorgesehenen Grade der Einschränkung von Fähigkeiten des Antragstellers mit ihren möglichen Merkmalen erläutert. Sie sind in jedem Bereich der Aktivitäten des täglichen Lebens nach den Graden

– selbstständig = Grad 0 (keine pflegerelevanten Beeinträchtigungen)
– bedingt selbstständig = Grad 1 (keine Fremdhilfe, selbstständige Ausführung, Hilfsmittel)
– teilweise unselbstständig = Grad 2 (Fremdhilfe bei abhängiger Pflegeaktivität)
– unselbstständig = Grad 3 (Unfähigkeit zur selbstständigen Aktivität)

einzuschätzen. Das Ergebnis ist im Formular durch Ankreuzen und zusätzliche Angaben zu dokumentieren. Im Einzelnen bedeuten die Grade:

a) Grad 0:
Fähigkeit zur selbstständigen Versorgung/Durchführung von Verrichtungen in der jeweils aktuellen ATL (LA). Hierbei handelt es sich um eine Ressource! Dazu muss kein Ziel mehr formuliert werden! Es sind keine Hilfsperson und keine Hilfsmittel erforderlich.

b) Grad 1:
Fähigkeit zur selbstständigen bzw. unabhängigen Versorgung/Durchführung von Verrichtungen mit einer oder mehreren Einschränkungen; Hilfsmittel/-vorrichtungen sind vorhanden und werden genutzt; der Antragsteller benötigt ggf. mehr Zeit als üblich für die Verrichtungen, bewältigt sie aber mit Mühe; ggf. bestehen Sicherheitsbedenken im Zusammenhang mit einzelnen Verrichtungen.

c) Grad 2:
Fähigkeit zur selbstständigen Versorgung/Durchführung von Verrichtungen ist eingeschränkt; Einzelverrichtungen werden unvollständig ausgeführt; eine Hilfsperson ist zur Anleitung und

Beaufsichtigung bei der Vorbereitung und Durchführung von Verrichtungen bzw. zu ihrer zeit-/teilweisen Übernahme erforderlich.

d) Grad 3:
Fähigkeit zur selbstständigen Versorgung/Durchführung von Verrichtungen ist nicht vorhanden; Hilfestellung/Übernahme durch eine Hilfsperson in allen Phasen der Versorgung/Durchführung von Verrichtungen ist erforderlich.

Formulierungshilfen für Pflegeziele:

- Reduktion von Sicherheitsbedenken im Zusammenhang mit ...
- Frühzeitiges Erkennen von Veränderungen hinsichtlich ...

Formulierungshilfen für entsprechende Pflegemaßnahmen:

- Aktivierung und teilweise Übernahme der ...
- Aktivierung und vollständige Übernahme der ...

Unter der **aktivierenden Pflege** ist nach den Richtlinien der Spitzenverbände der Pflegekassen eine Pflegepraxis zu verstehen, die die Selbstständigkeit und Unabhängigkeit des Patienten fördert. Diese berücksichtigt ständig die Ressourcen des Patienten, so dass dieser unter Beaufsichtigung bzw. Anleitung selbst aktiv sein kann. Sie hat die Erhaltung bzw. Wiedergewinnung der Selbstständigkeit des zu pflegenden Menschen im Rahmen des medizinisch und pflegerisch Notwendigen zum Ziel. Aktivierende Pflege setzt eine bestimmte Geisteshaltung der Pflegenden voraus, nämlich die Abkehr vom Bild des passiven, zu verwahrenden pflegebedürftigen Menschen. Sie hat eine nachvollziehbare Pflegedokumentation und -planung zur Voraussetzung. Es ist anzustreben:

- vorhandene Selbstversorgungsaktivitäten zu erhalten und solche, die verloren gegangen sind, zu reaktivieren,
- bei der Leistungserbringung die Kommunikation zu verbessern,
- dass geistig und seelisch Behinderte, psychisch Kranke und geistig verwirrte Menschen sich in ihrer Umgebung und auch zeitlich zurechtfinden.

Beispiel 1: Kontinenz- bzw. Toilettentraining

Darunter wird nach den Richtlinien der Spitzenverbände der Pflegekassen das Aufsuchen der Toilette nach einem festen Zeitplan verstanden. Mit Hilfe eines Erfassungsbogens wird der individuelle Entleerungsrhythmus ermittelt. So kann man erkennen, ob der Patient regelmäßig zu bestimmten Zeiten einnässt (einkotet) oder spontan zur Toilette geht. Sobald ein Trainingsplan feststeht, wird der Patient zu festgelegten Zeiten zum Aufsuchen der Toilette aufgefordert oder begleitet, und zwar so lange, bis die Kontinenz wiederhergestellt ist. Ein Einnässen (Einkoten) soll verhindert werden, indem der Betroffene etwa zehn Minuten vor dem erwarteten Drang die Toilette benutzt. In stationären Pflegeeinrichtungen wird dies häufig durch ein Routinetoilettentraining alle zwei Stunden sichergestellt.

Des Weiteren sollte eine Erhöhung der Selbstständigkeit u.a. durch das Anbringen von Orientierungshilfen, leicht zu öffnende Kleidung und das Einüben des Umsteigens vom Bett auf den Toilettenstuhl oder vom Rollstuhl auf die Toilette und umgekehrt trainiert werden. Die Beratung bei der Auswahl des geeigneten Inkontinenz- und Versorgungsmaterials im Hinblick auf einen lang anhaltenden optimalen Schutz vor Flüssigkeitsaustritt, eine gute Hautverträglichkeit sowie eine leichte und sichere Anwendung ist nach Abschluss der Akutbehandlung ebenso Bestandteil der aktivierenden Pflege wie die Anleitung zur selbstständigen Nutzung dieser Produkte.

Beispiel 2: Vollständige Immobilität („Bettlägerigkeit")

Vollständige Immobilität ist nach den Richtlinien der Spitzenverbände der Pflegekassen ein Zustand, der sich als Folge mangelnder physischer oder psychischer Kräfte eines Patienten häufig in Form einer so genannten „Bettlägerigkeit" äußert. Im Rahmen der aktivierenden Pflege ist nach Ausschluss medizinischer Kontraindikationen die Mobilisation ein wichtiger Teil der Pflege, da sie dem Patienten hilft, eine größtmögliche Selbstständigkeit zu erhalten. Die Mobilisation des Patienten dient gleichfalls der Vermeidung von Pneumonien, Dekubitus, Thrombosen und Kontrakturen. Zur Sicherung der Erhaltung vorhandener Ressourcen werden folgende Pflegemaßnahmen durchgeführt:

– aktive und passive Bewegungsübungen und
– regelmäßige Umlagerungen.

Diese Hilfen sind nur im Rahmen der gesetzlich definierten Verrichtungen berücksichtigungsfähig. Im Rahmen einer Mobilitätsverbesserung bzw. -sicherstellung trägt die aktivierende Pflege Sorge für eine dem Patienten angepasste Steigerung der Aktivität. So sollten im Zusammenhang mit den definierten Verrichtungen folgende Hilfestellungen fachlich qualifiziert gewährt werden:

– Drehen im Bett
– selbstständiges Hochrutschen im Bett
– Anheben des Beckens
– Sitzen auf der Bettkante
– Sitzen im Stuhl
– sicheres Stehen
– Gehen.

Zur Unterstützung sollten die notwendigen Pflegehilfsmittel/Hilfsmittel (z.B. Pflegebett, Aufrichter, Drehscheibe, Rutschbrett, rutschfeste Bodenbeläge usw.) genutzt werden. Der Gutachter hat in diesem Zusammenhang zu beantworten, ob beispielsweise durch aktivierende Pflege beim Aufstehen/Zu-Bett-Gehen, An- und Auskleiden, Stehen und Gehen der Grad der Selbstständigkeit des Antragstellers erhalten oder erhöht werden kann, vorausgesetzt, dass die Zumutbarkeit gegeben ist. Bei der Pflege durch ambulante oder stationäre Pflegeeinrichtungen ist grundsätzlich von aktivierender Pflege auszugehen.

Eine wesentliche Grundlage für den individuellen Pflegeplan bildet die Beurteilung der Fähigkeiten des Antragsstellers im Hinblick auf die in den letzten Jahrzehnten in der professionellen Pflege etablierten Lebensaktivitäten. Dies sind nach den Begutachtungsrichtlinien (BRi 2001):

- Vitale Funktionen aufrechterhalten können
- Sich situativ anpassen können
- Für Sicherheit sorgen können
- Sich bewegen können
- Sich sauber halten und kleiden können
- Essen und trinken können
- Ausscheiden können
- Sich beschäftigen können
- Kommunizieren können
- Ruhen und schlafen können
- Soziale Bereiche des Lebens sichern können.

Eine allgemein verbindliche Reihenfolge der Lebensaktivitäten existiert nicht. Es ist unerheblich, ob eine Gliederung nach den ATLs, den AEDLs (Aktivitäten und existentielle Erfahrungen des Lebens) oder A(B)EDL usw. erfolgt, sie dienen alle als „Hilfsleiter", um möglichst an sämtliche pflegerelevanten Inhalte zu denken und keinen Aspekt der ganzheitlichen Pflege (Körper, Geist, Seele und soziales Umfeld) zu vergessen. Eine Nummerierung der Lebensaktivitäten wird in der Regel willkürlich vorgenommen. Wenn beispielsweise von der zweiten ATL (oder AEDL) gesprochen wird, sollte zur Vermeidung von Missverständnissen nachgefragt werden, welche Lebensaktivität genau gemeint ist. Nicht alle haben mit demselben Fachbuch gelernt bzw. das gleiche Pflegedokumentationssystem im Kopf. Eine Berücksichtigung der Reihenfolge (im Sinne einer Rangordnung) hat jedoch dann einen Sinn, wenn die Gliederung vom jeweiligen Pflegeschwerpunkt aus gesteuert wird. Bei einer solchen Aufteilung würden dann die Lebensaktivitäten zuerst genannt, deren Pflegeinhalt am höchsten gewichtet wird. Entsprechend dem zugrunde liegenden Pflegemodell nummerieren Dokumentationssysteme die Lebensaktivitäten, benutzen zum Teil andere Formulierungen oder fassen Lebensbereiche zusammen. Beispielsweise verknüpfen einige die beiden AEDLs „Waschen" und „Kleiden" miteinander, wie es bei den ATLs ohnehin der Fall ist. Die Lebensaktivitäten „Atmen" und „Körpertemperatur regulieren" können zur AEDL „Vitalzeichen regulieren" zusammengeführt werden, schließlich gibt es die fünf Vitalzeichen: Puls, Blutdruck, Temperatur, Atmung und Bewusstsein. Diese werden (besonders in der Ersten Hilfe) im Zusammenhang betrachtet. Die Inhalte der ATL „Sinn finden" entsprechen in den differenzierteren AEDLs den Merkmalen „Soziale Bereiche des Lebens sichern können" und „Mit existentiellen Erfahrungen des Lebens umgehen".

Nach § 14 Abs. 4 SGB XI sind die Verrichtungen des täglichen Lebens, die bei der Bestimmung der Pflegebedürftigkeit zu berücksichtigen sind, in folgende vier Bereiche unterteilt:

I. Körperpflege

Die Hautpflege ist integraler Bestandteil der Körperpflege.

Verrichtung 1: Waschen

Das Waschen umfasst das Waschen des ganzen Körpers, aber auch von Teilbereichen des Körpers hauptsächlich am Waschbecken bzw. im Bett mit einer Waschschüssel. Zum Waschvorgang gehören: die Vor- und Nachbereitung sowie das Waschen des ganzen Körpers bzw. einzelner Körperteile und das Abtrocknen. Die Durchführung einer Intimhygiene zum Beispiel nach dem Toilettengang ist im Rahmen der Blasen- und Darmentleerung entsprechend zu berücksichtigen und anzuführen.

Verrichtung 2: Duschen

Das Duschen des Körpers umfasst eine Ganzkörperwäsche unter der Dusche, wobei die Vor- und Nachbereitung, die Ganzkörperwäsche selbst und das Abtrocknen des ganzen Körpers zu berücksichtigen sind. Hilfestellung beim Betreten der Duschtasse bzw. beim Umsetzen des Pflegebedürftigen beispielsweise auf einen Duschstuhl ist im Bereich der Mobilität „Stehen" zu beachten.

Verrichtung 3: Baden

Das Baden umfasst eine Ganzkörperwäsche in der Badewanne, wobei der Pflegebedürftige entweder sitzen oder liegen kann. Zum eigentlichen Waschvorgang gehören sowohl die Vor- und Nachbereitung, das Waschen des ganzen Körpers selbst sowie das Abtrocknen des Körpers. Eine Hilfestellung beim Einsteigen in die Badewanne ist im Bereich der Mobilität „Stehen" zu berücksichtigen.

Verrichtung 4: Zahnpflege

Die Zahnpflege umfasst sowohl die Vorbereitung wie Zahnpasta-auf-die-Bürste-geben und/oder das Aufschrauben von Behältnissen (Zahnpasta/Mundwasser) als auch den eigentlichen Putzvorgang und die Nachbereitung, aber auch die Reinigung von Zahnersatz und die Mundpflege, das heißt das Spülen der Mundhöhle mit Mundwasser und die mechanische Reinigung der Mundhöhle.

Verrichtung 5: Kämmen

Diese Verrichtung umfasst das Kämmen oder Bürsten der Haare entsprechend der individuellen Frisur. Das Legen von Frisuren (z.B. Dauerwelle) und das Haarewaschen oder -schneiden sind nicht zu berücksichtigen. Eine Ausnahme liegt dann vor, wenn durch Erkrankungen oder durch deren Folgen regelmäßig eine tägliche Haarwäsche erforderlich ist. Trägt der Pflegebedürftige ein Toupet oder eine Perücke, ist das Kämmen oder Aufsetzen dieses Haarteils beim Hilfebedarf zu werten.

Verrichtung 6: Rasieren

Das Rasieren beinhaltet wahlweise die Trocken- oder Nassrasur und deren sichere Durchführung sowie die damit zusammenhängende Haut- und Gesichtspflege. Bei Frauen kann auch ohne notwendige Gesichtsrasur (Damenbart) die Gesichtspflege berücksichtigt werden. Das Schminken kann nicht als Gesichtspflege gewertet werden.

Verrichtung 7: Darm- und Blasenentleerung

Hierzu gehören die Kontrolle des Harn- und Stuhlgangs und die Reinigung und Versorgung von künstlich geschaffenen Ausgängen (Urostoma, Anus praeter). Maßnahmen der Behandlungspflege wie z. B. das Katheterisieren werden nicht berücksichtigt. Die notwendigen Handgriffe bei diesen Hygienevorgängen, das Richten der Kleidung vor und nach dem Gang zur Toilette, die Intimhygiene wie das Säubern nach dem Wasserlassen und dem Stuhlgang sind zu beachten, ebenso das Entleeren und Säubern des Toilettenstuhls bzw. des Steckbeckens. Bei Fehlhandlungen des zu Pflegenden, beispielsweise Kotschmieren, ist der Säuberungsbedarf hier mit einzuordnen und nicht bei der hauswirtschaftlichen Versorgung. Nicht zu berücksichtigen ist unter diesen Verrichtungen die eventuell eingeschränkte Gehfähigkeit beim Aufsuchen und Verlassen der Toilette. Kann der Pflegebedürftige die Toilette nur deshalb nicht allein aufsuchen, ist dies unter „Gehen" im Bereich der Mobilität festzustellen und zeitlich zu bewerten. Aufgrund der Vielfältigkeit der bei der Blasen- und Darmentleerung notwendigen verschiedenen Hilfeleistungen ist es häufig erforderlich, den Hilfebedarf differenziert darzustellen.

II. Ernährung

Verrichtung 8: Mundgerechtes Zubereiten der Nahrung

Hierzu zählen alle Tätigkeiten, die zur unmittelbaren Vorbereitung der Nahrungsaufnahme dienen, wie die portionsgerechte Vorgabe, das Zerkleinern der zubereiteten Nahrung, z.B. das mundgerechte Zubereiten bereits belegter Brote, ebenso die notwendige Kontrolle der richtigen Essenstemperatur. Das Kochen oder das Eindecken des Tisches zählen hier nicht dazu. Die Zubereitung von Diäten ist unter der Verrichtung 17 „Kochen" zu berücksichtigen.

Verrichtung 9: Aufnahme der Nahrung

Zur Nahrungszufuhr gehören die Nahrungsaufnahme in jeder Form (fest, flüssig) wie auch die Verabreichung von Sondennahrung mittels Nährsonde einschließlich der Pflege der Sonde und die Verwendung von Besteck oder anderer geeigneter Geräte (ggf. das Bereitstellen behindertengerechten Geschirrs oder Essbestecks), um die Nahrung zum Mund zu führen. Notwendige Aufforderungen zur Nahrungsaufnahme (z. B. trinken) sind zu berücksichtigen.

III. Mobilität

Verrichtung 10: Selbstständiges Aufstehen und Zu-Bett-Gehen

Dies umfasst neben der Mobilität auch die eigenständige Entscheidung, zeitgerecht das Bett aufzusuchen bzw. zu verlassen. Der durch das Umlagern tagsüber und/oder nachts anfallende Pflegeaufwand nach Häufigkeit und Zeit wird als integraler Bestandteil der Grundpflege betrachtet und entsprechend berücksichtigt. Dabei wird so verfahren, dass ein alleiniges Umlagern (ohne Zusammenhang mit den Verrichtungen der Grundpflege) der Verrichtung „Aufstehen/Zu-Bett-Gehen" zugeordnet und entsprechend dort im Formulargutachten dokumentiert wird. Fällt das Umlagern in Verbindung mit den Verrichtungen an, so erfolgt die Zuordnung und Dokumentation sowie die zeitliche Berücksichtigung bei der jeweiligen Verrichtung. Der Transfer auf einen Rollstuhl/Toilettenstuhl fällt unter den Punkt „Stehen".

Verrichtung 11: An- und Auskleiden

Das An- und Auskleiden beinhaltet neben den notwendigen Handgriffen, z. B. Öffnen und Schließen von Verschlüssen, Auf- und Zuknöpfen, Aus- und Anziehen von Schuhen, die Auswahl der Kleidungsstücke (Jahreszeit, Witterung) und deren Entnahme aus ihrem normalen Aufbewahrungsort wie Kommoden und Schränken. Bei der Feststellung des Zeitaufwands für das An- und Ablegen von Prothesen, Korsetts und Stützstrümpfen hat der Gutachter aufgrund einer eigenen Inaugenscheinnahme den Zeitaufwand individuell zu messen. Das komplette An- und Auskleiden betrifft sowohl den Ober- als auch den Unterkörper. Daneben kommen aber auch Teilbekleidungen und Teilentkleidungen sowohl des Ober- als auch des Unterkörpers vor und müssen gesondert berücksichtigt werden.

Verrichtung 12: Gehen

Unter Gehen ist das Bewegen innerhalb der Wohnung zu verstehen. Fortbewegung beinhaltet bei Rollstuhlfahrern auch die Benutzung des Rollstuhls. Das Gehen ist nur im Zusammenhang mit den gesetzlich definierten Verrichtungen zu werten. Im Zusammenhang mit der hauswirtschaftlichen Versorgung zählt es als hauswirtschaftlicher Hilfebedarf. Der Gutachter hat den Zeitaufwand für das Gehen unter Berücksichtigung der in der Wohnung zurückzulegenden Wegstrecken und der Bewegungsfähigkeit des Pflegebedürftigen abzuschätzen. Als Maß für die Gehstrecke bei der einzelnen Verrichtung in der „durchschnittlichen häuslichen Wohnsituation" ist eine einfache Gehstrecke von acht Metern anzunehmen.

Verrichtung 13: Stehen

Notwendige Hilfestellungen beim Stehen sind zeitlich zu berücksichtigen im Hinblick auf die Durchführung der gesetzlich vorgegebenen Verrichtungen im Rahmen aller anfallenden notwendigen Handlungen. Zu werten in diesem Bereich sind jedoch auch notwendige Transfers beispielsweise auf einen Rollstuhl und/oder einen Toilettenstuhl, in eine Badewanne oder Duschtasse.

Verrichtung 14: Treppensteigen

Das Treppensteigen ist nur im Zusammenhang mit den gesetzlich definierten Verrichtungen zu werten. Im Zusammenhang mit der hauswirtschaftlichen Versorgung gilt es als hauswirtschaftlicher Hilfebedarf. Das Treppensteigen beinhaltet das Überwinden von Stufen innerhalb der Wohnung. Keine andere Verrichtung im Bereich der Grundpflege ist so abhängig vom individuellen Wohnbereich des Antragstellers wie das Treppensteigen. Besonders ist zu prüfen, ob die Notwendigkeit besteht, für die Verrichtungen des täglichen Lebens eine Treppe zu benutzen. Ist dies nicht erforderlich, kann diese Verrichtung beim Pflegeumfang nicht berücksichtigt werden. Sollte es notwendig sein, zur Durchführung der Verrichtungen des täglichen Lebens eine Treppe zu benutzen, so hat der Gutachter sich den Bewegungsablauf und den zeitlichen Aufwand des Treppensteigens durch den Pflegebedürftigen und seine Hilfsperson demonstrieren zu lassen und das Ergebnis seiner Beobachtung in seinem Gutachten zu dokumentieren. Bei Begutachtungen in stationären Einrichtungen kann ein Hilfebedarf beim Treppensteigen wegen der Vorgabe der „durchschnittlichen häuslichen Wohnsituation" nicht gewertet werden.

Verrichtung 15: Verlassen und Wiederaufsuchen der Wohnung

Es werden hierbei nur solche Verrichtungen außerhalb der Wohnung in die Begutachtung einbezogen, die für die Aufrechterhaltung der Lebensführung zu Hause unumgänglich sind und das persönliche Erscheinen des Antragstellers notwendig machen, wie das Aufsuchen von Ärzten, die Inanspruchnahme ärztlich veranlasster Therapien, das Aufsuchen von Apotheken oder Behörden. Die Verkehrssicherheit ist ebenfalls zu berücksichtigen, wie das Gehen, Stehen und Treppensteigen außerhalb der Wohnung, sofern es den oben genannten Zielen dient. Die Möglichkeit der Benutzung öffentlicher Verkehrsmittel und von Taxen ist einzubeziehen. Ist eine Begleitung erforderlich, ist die Fahrtzeit abzuklären. Bei Kindern und dementen Menschen ist in der Regel von einem Hilfebedarf während der Fahrt auszugehen. Wartezeiten während der Behandlung werden nicht berücksichtigt. Weitere Hilfen, z. B. zum Aufsuchen von Behinderten-werkstätten, Schulen oder Kindergärten sowie bei Spaziergängen oder Besuchen von kulturellen Veranstaltungen, bleiben unberücksichtigt. Der Hilfebedarf beim Einkaufen fällt unter „Ein-kaufen".

IV. Hauswirtschaftliche Versorgung

Bei den folgenden Verrichtungen sind nur die Tätigkeiten zu berücksichtigen, die sich auf die Versorgung des Antragstellers selbst beziehen. Die Versorgung weiterer Familienmitglieder bleibt unberücksichtigt. Ein möglicher Mehraufwand in einem Mehrpersonenhaushalt beim Einkaufen, Kochen und bei den übrigen genannten hauswirtschaftlichen Verrichtungen, soweit er für den Antragsteller anfällt, ist zu beachten. Wenn ein krankheits- und/oder behinderungs-bedingter Hilfebedarf im Bereich der hauswirtschaftlichen Versorgung besteht, fällt dieser ins Gewicht, auch wenn die Versorgung durch Dritte (z. B. Putzfrau, Essen auf Rädern, Angehörige) erfolgt.

Verrichtung 16: Einkaufen

Das Einkaufen beinhaltet auch das Planen und Informieren bei der Beschaffung von Lebens-, Reinigungs- sowie Körperpflegemitteln, das Wissen, welche Lebensmittel wo eingekauft werden müssen unter Berücksichtigung der Jahreszeit und Menge, die Kenntnis des Wertes von Geld (preisbewusstes Einkaufen) sowie der Genieß- und Haltbarkeit von Lebensmitteln und die richtige Lagerung.

Verrichtung 17: Kochen

Das Kochen umfasst die gesamte Zubereitung der Nahrung wie das Aufstellen eines Speiseplans für die richtige Ernährung unter Berücksichtigung von Alter und Lebensumständen des Pflege-bedürftigen. Auch die Bedienung der technischen Geräte sowie die Einschätzung der Mengen-verhältnisse und Garzeiten unter Beachtung von Hygieneregeln sind zu werten.

Verrichtung 18: Reinigen der Wohnung

Hierzu gehört das Reinigen von Fußböden, Möbeln, Fenstern und Haushaltsgeräten im allgemein üblichen Lebensbereich des Pflegebedürftigen. Auch die Kenntnis von Reinigungsmitteln und -geräten sowie das Bettenmachen fallen hierunter.

Verrichtung 19: Spülen

Entsprechend den Gegebenheiten des Haushalts ist Hand- bzw. maschinelles Spülen zu werten.

Verrichtung 20: Wechseln/Waschen der Wäsche und Kleidung

Hierzu gehören das Einteilen und Sortieren der Wäsche und Kleidung, das Waschen, Aufhängen, Bügeln, Ausbessern und Einsortieren in den Schrank sowie das Bettenbeziehen.

Verrichtung 21: Heizen

Das Heizen umfasst auch die Beschaffung und Entsorgung des Heizmaterials.

Beispiele für Erschwernisfaktoren der Pflege sind:

- Körpergewicht über 80 kg
- Kontrakturen/Einsteifung großer Gelenke/Fehlstellungen der Extremitäten
- hochgradige Spastik, z. B. bei Hemi- oder Paraparesen
- einschießende unkontrollierte Bewegungen
- eingeschränkte Belastbarkeit infolge schwerer kardiopulmonaler Dekompensation mit Orthopnoe und ausgeprägter zentraler und peripherer Zyanose sowie peripheren Ödemen
- Erforderlichkeit der mechanischen Harnlösung oder der digitalen Enddarmentleerung
- Schluckstörungen/Störungen der Mundmotorik, Atemstörungen
- Abwehrverhalten/fehlende Kooperation mit Behinderung der Übernahme (z. B. bei geistigen Behinderungen/psychischen Erkrankungen)
- stark eingeschränkte Sinneswahrnehmung (Hören, Sehen)
- starke therapieresistente Schmerzen
- pflegebehindernde räumliche Verhältnisse
- zeitaufwendiger Hilfsmitteleinsatz (z. B. bei fahrbaren Liftern/Decken-, Wandliftern)

Die nachfolgend beispielhaft aufgeführten Faktoren, welche laut BRi die Durchführung der Pflege bei der Mehrzahl der gesetzlich definierten Verrichtungen erleichtern bzw. verkürzen, können vom MDK bei der Begutachtung berücksichtigt werden:

- Körpergewicht unter 40 kg
- pflegeerleichternde räumliche Verhältnisse
- Hilfsmitteleinsatz.

Es genügt hierbei die einmalige explizite Begründung des Minderaufwands. Wenn der Pflegende während des gesamten Vorgangs einer Verrichtung zur Anleitung unmittelbar beim Pflegebedürftigen verbleiben muss, so ist der gesamte Zeitraum der Betreuung im Sinne einer vollen Übernahme seitens des Gutachters zu berücksichtigen.

Übersicht: Zeitkorridore

1. Körperpflege

Waschen

- Ganzkörperwäsche: 20 bis 25 Min.
- Teilwäsche Oberkörper: 8 bis 10 Min.
- Teilwäsche Unterkörper: 12 bis 15 Min.
- Teilwäsche Hände/Gesicht: 1 bis 2 Min.
- Duschen: 15 bis 20 Min.
- Baden: 20 bis 25 Min.
- Zahnpflege: 5 Min.
- Kämmen: 1 bis 3 Min.
- Rasieren: 5 bis 10 Min.

Darm- und Blasenentleerung

- Wasserlassen (inkl. Intimhygiene, Toilettenspülung): 2 bis 3 Min.
- Stuhlgang (inkl. Intimhygiene, Toilettenspülung): 3 bis 6 Min.
- Richten der Bekleidung: 2 Min.
- Wechseln von Inkontinenzprodukten nach Wasserlassen: 4 bis 6 Min.
- Wechseln von Inkontinenzprodukten nach Stuhlgang: 7 bis 10 Min.
- Wechsel kleiner Vorlagen: 1 bis 2 Min.
- Wechseln/Entleeren des Urinbeutels: 2 bis 3 Min.
- Wechseln/Entleeren des Stomabeutels: 3 bis 4 Min.

2. Ernährung

- Mundgerechtes Zubereiten einer Hauptmahlzeit: 2 bis 3 Min. (ohne Kochen oder Eindecken des Tisches)
- Essen von Hauptmahlzeiten inkl. Trinken: 15 bis 20 Min.
- Verabreichung von Sondenkost (mittels Schwerkraft/Pumpe inkl. des Reinigens der verwendeten Mehrfachsysteme bei Kompletternährung): 15 bis 20 Min. pro Tag, da hier nicht portionsweise verabreicht wird.

3. Mobilität

Selbstständiges Aufstehen und Zubettgehen

- Einfache Hilfe zum Aufstehen/zu Bett gehen: 1 bis 2 Min.
- Umlagern: 2 bis 3 Min.

An- und Auskleiden

- Ankleiden gesamt: 8 bis 10 Min.
- Ankleiden Oberkörper/Unterkörper: 5 bis 6 Min.
- Entkleiden gesamt: 4 bis 6 Min.
- Entkleiden Oberkörper/Unterkörper: 2 bis 3 Min.

- Gehen (Wegstrecken im Rahmen der Verrichtungen): Zeitwertangabe nicht möglich.
- Stehen (Transfers z. B. in Rollstuhl/Toilettenstuhl/Toilette/Wanne/Duschtasse): 1 Min.
- Treppensteigen: Zeitwertangabe nicht möglich.
- Verlassen und Wiederaufsuchen der Wohnung: Zeitwertangabe nicht möglich.

4. Hauswirtschaftliche Verrichtungen

- Zeitwertangabe nicht möglich

Hinweis: Die Vor- und Nachbereitung zu den Verrichtungen stellt eine Hilfeleistung im Sinne des SGB XI dar und ist bei den Zeitorientierungswerten berücksichtigt.

Spezielle Erschwernis- und erleichternde Faktoren

Es ist davon auszugehen, dass diese allgemein erleichternden Faktoren auf den überwiegenden Teil der Verrichtungen Einfluss haben, während sich spezielle Erschwernis- bzw. erleichternde Faktoren auf eine bestimmte Verrichtung beziehen. Sie müssen bei den einzelnen Verrichtungen konkret genannt und damit zwangsläufig im unmittelbaren zeitlichen und sachlichen Zusammenhang vorgenommen werden oder ein untrennbarer Bestandteil der Hilfe der in § 14 Abs. 4 SGB XI genannten Verrichtungen sein.

Alle vorhandenen Pflege-/Hilfsmittel müssen – ungeachtet der Kostenträgerschaft – angegeben werden, einschließlich der Verbrauchsgüter und der technischen Hilfen. Es ist zu sichten, über welche Pflege-/Hilfsmittel der Antragsteller bereits verfügt. Es ist anzugeben, ob durch Pflege-/Hilfsmittel Defizite bei Verrichtungen kompensiert werden. „Kompensiert" bedeutet, dass das Pflege-/Hilfsmittel den Antragsteller in die Lage versetzt, einzelne – im Gesetz definierte – tägliche Verrichtungen selbstständig auszuführen. Dies erfordert räumliche/bauliche Verhältnisse, die den Einsatz des Pflege-/Hilfsmittels ermöglichen, z. B. Rollstuhlbenutzung, sowie gute persönliche Voraussetzungen des Antragstellers bezüglich Kraft und Geschicklichkeit. Der Gebrauch von Gehstock, Beinprothesen oder Rollstuhl kann den Hilfebedarf beim „Gehen" aufheben. Wird durch den Einsatz von Pflege-/Hilfsmitteln nur eine Teilkompensation erreicht, ist dies gesondert anzugeben. Es ist zu dokumentieren, ob der Antragsteller die Pflege-/Hilfsmittel auch benutzt. Andernfalls ist im individuellen Pflegeplan darzulegen, ob sie in Zukunft zweckmäßig genutzt werden können oder welche Maßnahmen zur Verbesserung der Nutzung notwendig sind.

Im Falle einer nächtlichen Sedierung ist bei der gutachterlichen Ermittlung des nächtlichen Hilfebedarfs und dessen Wertung wie folgt zu verfahren: Bei Sedierung und ausreichender Pflege wird nur die tatsächlich in der Nacht anfallende (erbrachte) Hilfeleistung berücksichtigt, soweit sie notwendig ist. Geht eine Sedierung mit einem offensichtlichen Defizit in der Grundpflege einher, indem beispielsweise die nächtliche Hilfeleistung beim Einkoten und Einnässen unterbleibt, ist die Pflege als nicht sichergestellt zu kennzeichnen. Ein nächtlicher Hilfebedarf ist in diesen Fällen als gegeben anzusehen und bei der Feststellung der Pflegestufe zu berücksichtigen, auch wenn keine entsprechende Hilfe geleistet wurde. Das pflegerische Defizit ist gesondert zu dokumentieren.

Bei der Einschätzung der notwendigen pflegerischen Versorgung desorientierter Personen muss berücksichtigt werden, dass die Gefahr der Selbst- und Fremdgefährdung bei motorischer Unruhe und Verhaltensauffälligkeiten (z. B. bei Pflegebedürftigen mit Morbus Alzheimer) durch Vorsorgemaßnahmen wie spezielle technische Vorrichtungen (z. B. Gitter vor dem Herd) verringert werden kann. Sollten freiheitsentziehende technische Versorgungsmaßnahmen (z. B. Einschließen, Fixieren am Bett u. Ä.) unverzichtbar sein, sind diese durch ein Gericht genehmigungspflichtig, und der individuelle Hilfebedarf ist – analog zur Situation bei nächtlicher Sedierung – zu ermitteln. Dabei ist besonders sorgfältig zu prüfen, ob eine defizitäre Pflegesituation vorliegt. Die Häufigkeit der Pflege durch Pflegeeinrichtungen ist den vorliegenden Dokumentationen und Berichten dieser Einrichtungen zu entnehmen. Der Gutachter hat zu prüfen, ob diese Angaben plausibel sind.

Die Begutachtung geistig behinderter oder psychisch kranker Antragsteller dauert in der Regel länger als die Begutachtung von Antragstellern mit körperlichen Erkrankungen. Häufige Krankheitsbilder sind:

- **Hirnorganische Erkrankungen (Demenzen und organische Psychosen)**
  Demenzkranke sind die weitaus größte Gruppe aller psychisch Erkrankten. Bei diesen kann das manchmal unauffällige äußere Erscheinungsbild in der Begutachtungssituation Anlass zu Fehldeutungen geben. Die Antragsteller können, zumal in vertrauter Umgebung, bei der Kontaktaufnahme zunächst orientiert und unauffällig wirken, so dass die Einschränkung der seelisch-geistigen Leistungsfähigkeit nicht deutlich wird. Ein gezieltes Befragen, z. B. zur Krankheitsvorgeschichte und aktuellen Lebenssituation, kann hier dennoch Defizite aufzeigen. Bei Demenzkranken können im Tagesverlauf Schwankungen auftreten. Einige psychisch kranke Pflegebedürftige sind tagsüber nur relativ leicht gestört, während sie am späten Nachmittag und **nachts unruhig und verwirrt** sind. Da das Befinden und die kognitive Leistungsfähigkeit Schwankungen unterliegen können, sind die Angaben von Angehörigen und Pflegenden unentbehrlich.

- **Geistige Behinderungen**
  Die meisten geringgradig geistig behinderten Personen erlangen eine weitgehende Unabhängigkeit in der Selbstversorgung und in praktischen und häuslichen Tätigkeiten. Bei mittelgradiger geistiger Behinderung werden tägliche Verrichtungen im Handlungsablauf oft nicht verstanden. Die Patienten müssen bei einigen Verrichtungen zeitweise angeleitet und beaufsichtigt werden. Schwere und schwerste geistige Behinderungen bedürfen eines hohen pflegerischen Aufwands und gehen häufig mit körperlich neurologischen Defiziten einher.

- **Schizophrene und manisch-depressive (endogene) Psychosen**
  Bei Patienten mit schizophrenen Erkrankungen ist die so genannte Minussymptomatik mit u. a. Antriebsschwäche, Ambivalenz, Mangel an Spontaneität, autistischen Zuständen, affektiven Störungen und Denkstörungen am häufigsten pflegebegründend. Vernachlässigung der Hygiene und eingeschränkte soziale Kompetenz sind häufig. Die Patienten können sich dann nicht mehr ausreichend selbst versorgen und sehen teilweise die Notwendigkeit der Verrichtungen selbst nicht. Umstimmungs- und Überzeugungsarbeit beim Aufstehen, Waschen,

Anziehen, bei regelmäßiger Nahrungsaufnahme und anderen Verrichtungen erfordern oft einen erheblichen zeitlichen Aufwand. Psychosekranke können situationsabhängig und u.U. auch in der Begutachtungssituation wenig auffällig wirken. Auch hier ist die Befragung der Angehörigen oder anderer Pflegepersonen sehr wichtig.

– **Eingeschränkte Alltagskompetenz**

Im Sinne des § 45 a SGB XI handelt es sich um eine eingeschränkte Alltagskompetenz, wenn im folgenden Assessment vom Gutachter wenigstens zweimal „ja" angegeben wird und davon mindestens einmal aus einem der Bereiche 1 bis 9:

1. Unkontrolliertes Verlassen des Wohnungsbereichs (Weglauf-/Hinlauftendenz)	Ja	Nein
2. Verkennen oder Verursachen gefährdender Situationen	Ja	Nein
3. Unsachgemäßer Umgang mit potenziell gefährdenden Gegenständen oder Substanzen	Ja	Nein
4. Tätlich oder verbal aggressives Verhalten in Verkennung der Situation	Ja	Nein
5. Im situativen Kontext inadäquates Verhalten	Ja	Nein
6. Unfähigkeit, eigene körperliche und seelische Gefühle oder Bedürfnisse wahrzunehmen	Ja	Nein
7. Unfähigkeit zur Kooperation bei Prophylaxe/Therapie aufgrund von Angst oder Depression	Ja	Nein
8. Störung höherer Hirnfunktionen (Gedächtnis/Urteilsvermögen) mit der Folge von Problemen bei der Bewältigung sozialer Alltagsleistungen	Ja	Nein
9. Gestörter Tag-/Nachtrhythmus	Ja	Nein
10. Unfähigkeit, den Tagesablauf eigenständig zu planen und zu strukturieren	Ja	Nein
11. Verkennen von Alltagssituationen und inadäquates Reagieren	Ja	Nein
12. Ausgeprägtes labiles oder unkontrolliertes emotionales Verhalten	Ja	Nein
13. Zeitlich überwiegend Niedergeschlagenheit, Verzagtheit, Hilf- oder Hoffnungslosigkeit aufgrund einer therapieresistenten Depression	Ja	Nein

(Auszug aus dem Formulargutachten zur Feststellung der Pflegebedürftigkeit gemäß SGB XI, Medizinischer Dienst der Krankenversicherung, Richtlinien 2006)

Aktivitäten und Ressourcen

Die Beschreibung von Aktivitäten und Ressourcen hat sich auf folgende Bereiche zu erstrecken: Orientierung (örtlich, zeitlich, situativ, persönlich), Antrieb/Beschäftigung, Stimmung, Gedächtnis, Tag-Nachtrhythmus, Wahrnehmung und Denken, Kommunikation und Sprache, Situatives Anpassen und Soziale Bereiche des Lebens wahrnehmen.

Formen der Hilfeleistung

Die Hilfeleistungen werden in **Unterstützung** (z. B. Bereitlegen der Kleidung), die **teilweise Übernahme** (z. B. Teile des Körpers werden selbstständig gewaschen) oder **vollständige Übernahme** der Verrichtung sowie die konkrete **Beaufsichtigung** (z. B. beim Rasieren) und **Anleitung** (z. B. beim Ankleiden mit Hilfsmittel) unterschieden.

Schlussfolgerungen

Formulierungshilfen können als standardisierte Vorlagen für die Pflegeplanung dienen. Sie ersetzen keinesfalls die individuelle Bezugspflege. Diese ist entsprechend der sechs Schritte der Pflegeplanung nach dem Pflegeprozess im Pflegeteam zu erörtern. Dazu wird zunächst die Pflegesituation des zu Pflegenden analysiert (Informationssammlung, Formulieren von Ressourcen und Pflegeproblemen). Bei der Verwendung von Formulierungshilfen ist es unwichtig, nach welchem Pflegemodell gearbeitet wird. Die Reihenfolge und Gliederung der Lebensaktivitäten spielt bis auf das Argument der erforderlichen Prioritäten-/Schwerpunktsetzung keine Rolle. Die Konzentration ausschließlich auf bevorzugte Aspekte widerspricht der ganzheitlichen Betrachtung der Menschenpflege und wird deren Individualität weniger gerecht. Darum werden hier die folgenden Lebensaktivitäten berücksichtigt.

Formulierungshilfen zur Pflegeplanung nach Lebensaktivitäten (ATL/AEDL)

Vitale Funktionen aufrechterhalten können/Atmen/ Regulieren der Körpertemperatur

Formulierungshilfen für Ressourcen (Bitte jeweils individualisieren!)

☺ akzeptiert Hilfen

☺ akzeptiert Einschränkungen

☺ physiologische Atmung

☺ physiologische Puls- und Blutdruckwerte

☺ physiologische Körpertemperatur

☺ nimmt Wärme und Kälte wahr

☺ kennt die eigene körperliche Belastbarkeit

☺ ist kooperativ und teilt sich mit

☺ ist motiviert, etwas für seine Gesundheit zu tun

☺ hustet gut ab

☺ ist mobil

☺ ist orientiert (in Bezug auf: Zeit, Ort, Raum, Person und Situation)

☺ teilt Bedürfnisse und Befindlichkeiten mit

☺ ist einsichtig

☺ _____

☺ _____

Formulierungshilfen für Pflegeprobleme (Bitte jeweils individualisieren und begründen!)

⚲ hat erhöhten/erniedrigten Blutdruck

⚲ hat Durchblutungsstörungen

⚲ friert leicht/hat ständig kalte Füße

⚲ Gefahr der Unterzuckerung/Überzuckerung

⚲ leidet unter Sauerstoffmangel

⚲ kann Bronchialsekret schlecht/nicht abhusten

⚲ Pneumoniegefahr

⚲ leidet unter starkem Auswurf

⚲ hat Atemnot bei leichter Anstrengung

⚲ Tachypnoe

⚲ Bradypnoe

⚲ Dyspnoe (Atemnot)

⚲ Schonatmung (oberflächliche Atmung)

⚲ Zyanose

⚲ Beinödeme

⚲ Aspirationsgefahr

⚲ Nikotinabusus

⚲ Sauerstoffmangel, benötigt Sauerstofftherapie

⚲ benötigt Hilfe im Umgang mit der Trachealkanüle

⚲ Tachykardie

- Bradykardie
- Hypotonie
- Hypertonie
- körperliche Schwäche aufgrund der verminderten Herzleistung
- mäßige/schwere Einschränkung des/der…(Organsystems/e) _____
- Funktionsausfall des/der…(Organsystems/e) _____
- Durchblutungsstörungen (Lokalisation/en angeben) _____
- Fieber
- gestörtes Temperaturempfinden
- starkes Schwitzen
- Bewusstseinsstörungen
- _____
- _____

Formulierungshilfen für Pflegeziele (Bitte jeweils Evaluationsdaten angeben!)

- ruhige regelmäßige Atmung
- freie Atemwege
- intakte Atemschleimhaut
- ist ausreichend mit Sauerstoff versorgt
- frühzeitiges Erkennen von Veränderungen der: _____
- erleichtertes Atmen
- erleichtertes Abhusten, hustet Bronchialsekret gut ab
- gute Durchblutung der: _____
- Körpertemperatur < 37 °C
- das Fieber sinkt
- stabile (physiologische) Puls- und Blutdruckwerte
- schluckt physiologisch
- normalisierte Vitalwerte (z. B. Ruhepuls von 60–80/min)
- erkennt die Notwendigkeit der Maßnahmen
- Komplikationen werden frühzeitig vorgebeugt
- akzeptiert die Hilfe
- ist einsichtig
- friert nicht
- schwitzt nicht (weniger stark)
- _____
- _____

Formulierungshilfen für Pflegemaßnahmen
(Bitte inklusive „Wer/Wie/Was/Wann/Wo/Wie oft?"!)

- einfache Inhalation
- Medikamentenapplikation nach ärztlicher Anordnung
- Pneumonieprophylaxe

☞ Pulskontrolle

☞ Blutdruckkontrolle

☞ Temperaturkontrolle

☞ Atemkontrolle

☞ Bewusstseinskontrolle

☞ Orientierungshilfen geben

☞ Sauerstoffapplikation

☞ Absaugen des Nasen- und Rachenraums

☞ Absaugen durch Mund-, Nase- und Tracheostoma

☞ Kälte/Wärme anwenden

☞ physikalische Therapie/Wickel/Umschläge

☞ Raumtemperatur anpassen

☞ Kleidung anpassen

☞ beengende Kleidung entfernen

☞ ausreichende Flüssigkeitszufuhr

☞ atemstimulierende Einreibung

☞ atemunterstützende Lagerung, Haltung

☞ belebende Waschung

☞ beruhigende Waschung

☞ Oberkörperhochlagerung

☞ für Frischluft sorgen

☞ Abhusten unterstützen

☞ _____

☞ _____

Mögliche Verweise auf andere Lebensaktivitäten:

– Für Sicherheit sorgen können
– Sich bewegen können
– Sich situativ anpassen können/Sich als Frau, Mann oder Kind fühlen
– Sich sauber halten und kleiden können/Sich waschen (pflegen) und kleiden
– Essen und trinken können

Hinweise aus den MDK-Richtlinien:

Unter vitalen Funktionen sind in diesem Zusammenhang die Atmung, die Kreislauf- und die Wärmeregulation zu verstehen.

Merkmale	Graduierung/Einstufung
Keine Hilfsmittel und keine personelle Hilfe erforderlich	Grad 0 selbstständig
Aufrechterhaltung benötigt mehr Zeit (Mühe) als normal, ggf. auch unter selbstständiger Nutzung von Hilfsmitteln (z. B. Inhalationsgerät)	Grad 1 bedingt selbstständig
Aufrechterhaltung bereitet Beschwerden, ggf. rasche Ermüdbarkeit, daher personelle Hilfe (z. B. Medikamentenüberwachung/-gabe, Vibrax-O2-Gabe/Absaugen, Stehtraining/ Durchbewegen der Extremitäten, Prophylaxe) erforderlich	Grad 2 teilweise unselbstständig
Ständige Abhängigkeit von personeller bzw. maschineller Hilfe (z. B. Beatmung)	Grad 3 unselbstständig

☯ Sich situativ anpassen können/Sich als Frau, Mann oder Kind fühlen

Formulierungshilfen für Ressourcen (Bitte jeweils individualisieren!)

- ☺ akzeptiert Hilfe
- ☺ will wieder gesund werden
- ☺ hat keine Angst
- ☺ ist positiv gestimmt
- ☺ hat Lebensmut
- ☺ ist offen für Menschen, geht auf Menschen zu
- ☺ hat Vertrauen
- ☺ nimmt Probleme wahr
- ☺ teilt Probleme mit
- ☺ ist kommunikativ
- ☺ kann mit Problemen umgehen
- ☺ akzeptiert Probleme
- ☺ spricht über Ängste und Sorgen
- ☺ ist an Neuem interessiert
- ☺ kann trauern
- ☺ findet Kraft und Halt im Gebet
- ☺ _____
- ☺ _____

Formulierungshilfen für Pflegeprobleme (Bitte jeweils individualisieren und begründen!)

- ♀ Unsicherheit, Unruhe
- ♀ Äußerung von Angstgefühlen
- ♀ Erregung, Panik
- ♀ kann Krankheit/Behinderung nicht akzeptieren
- ♀ leidet unter Verlust von: (Eigenständigkeit, Trennung von …) _____
- ♀ fühlt sich abgeschoben
- ♀ fühlt sich isoliert
- ♀ vermisst: _____
- ♀ unbewältigte Erlebnisse (Krieg, Hunger, Tod eines Kindes, Gewalt)
- ♀ akzeptiert keine männlichen/weiblichen Pflegekräfte
- ♀ verhält sich gegenüber dem anderen/gleichen Geschlecht nicht respektvoll
- ♀ beeinträchtigte Anpassung
- ♀ ist misstrauisch gegenüber: _____
- ♀ gestörtes Selbstwertgefühl
- ♀ fühlt sich wertlos
- ♀ Depressionsgefahr
- ♀ depressive Verstimmung

- Gefahr einer selbst-/oder fremdgefährdenden Gewalttätigkeit
- Suizidgefahr
- geriatrische Assessmentskala > 5 Punkte (Depression)
- Ambivalenz
- affektive Störungen
- Wahnvorstellungen (religiöser Wahn, Verfolgungswahn, Verarmungswahn)
- macht sich Sorgen um: (Finanzen, Familie usw.) _____
- hat Schmerzen (chronisch/akut)
- hat Angst vor: (Tod, Krankheit, Einsamkeit, finanzieller Notlage usw.) _____
- sieht keinen Sinn im Leben
- ist in einer Glaubenskrise
- Verzweifelung, Resignation
- erschwertes Trauern
- _____
- _____

Formulierungshilfen für Pflegeziele (Bitte jeweils Evaluationsdaten angeben!)

- äußert Wünsche
- freut sich über: _____
- hat Zukunftspläne
- ist zufrieden mit: _____
- effektive Schmerzlinderung (Schmerztherapie)
- ist schmerzfrei
- akzeptiert Hilfe
- findet Gleichgesinnte
- hat sich gut eingelebt
- spricht über Erlebnisse
- spricht über Ängste und Sorgen
- kennt adäquate Möglichkeiten, mit der Angst umzugehen
- kennt angstauslösende Faktoren und kann sie vermeiden
- fühlt sich sicher und angstfrei
- wird bei Bedarf von Psychotherapeuten unterstützt
- erhält Hilfsmittel zur Stärkung des Sicherheitsgefühls
  (Rufanlage, Notrufsystem)
- fühlt sich verstanden und akzeptiert
- ist abgelenkt
- die Krise ist entschärft
- akzeptiert Verlust/Trennung von: _____
- akzeptiert die Krankheit/Behinderung
- hat wieder Selbstwertgefühl
- hat Vertrauen
- findet Sinn im Leben
- nimmt den neuen Lebensabschnitt an

☯ 👍 fühlt sich ausgeglichen

👍 ist positiv(er) gestimmt

👍 _____

👍 _____

Formulierungshilfen für Pflegemaßnahmen

(Bitte inklusive „Wer/Wie/Was/Wann/Wo/Wie oft?"!)

☞ Entspannungsangebot

☞ Basale Stimulation®

☞ Besuche in die Heimat ermöglichen

☞ Friedhofsbesuch

☞ gemeinsames Gebet, kirchliche Veranstaltung

☞ Anleitung zur biografischen Selbstreflexion

☞ Gespräche und Kontaktpflege, Vertrauensaufbau

☞ Selbsthilfegruppen (soziale Kontakte fördern, nicht erzwingen)

☞ Angehörigenarbeit (über Warnsymptome aufklären, in die Maßnahmen einbeziehen)

☞ Einbeziehen der Angehörigen und Freunde

☞ Kontakt zur Seelsorge sicherstellen, ermöglichen

☞ Gespräche führen, aktives Zuhören

☞ über angstauslösende Faktoren informieren

☞ Nähe und Verständnis zeigen

☞ entspannende und ablenkende Maßnahmen anbieten

☞ über Unterstützungsmöglichkeiten (psychotherapeutische Hilfe) informieren

☞ über weitere Unterstützungsmöglichkeiten, z. B. Gesprächskreise, Selbsthilfegruppen, informieren

☞ _____

☞ _____

Mögliche Verweise auf andere Lebensaktivitäten:

– Sich beschäftigen können/Raum und Zeit gestalten

– Kommunizieren können

– Sich bewegen können

– Vitale Funktionen aufrechterhalten können/Atmen/Regulieren der Körpertemperatur

– Soziale Bereiche des Lebens sichern können/Sinn finden/Mit existentiellen Erfahrungen umgehen

Hinweise aus den MDK-Richtlinien:

„Sich situativ anpassen können" beinhaltet die Fähigkeit, sich auf wechselnde Anforderungen/ Situationen einzustellen, wie z. B. Besuch/Alleinsein/Wechsel der Bezugsperson, Änderungen des üblichen Tagesablaufs, und sich in gegebenen Situationen adäquat zu verhalten, wie beispielsweise Wünsche zu äußern und Hilfe einzuholen, aber auch Ablehnungen deutlich zu machen.

Merkmale	Graduierung/Einstufung
Kann sich adäquat auf äußere Bedingungen und deren Veränderung einstellen	Grad 0 selbstständig
Benötigt mehr Zeit, um sich auf Veränderungen einzustellen	Grad 1 bedingt selbstständig
Ist nur bei Anleitung und/oder Hilfestellung in der Lage, sich entsprechend anzupassen/einzustellen	Grad 2 teilweise unselbstständig
Kann sich auf äußere Bedingungen und deren Veränderung nicht einstellen, bedarf ständiger Hilfe	Grad 3 unselbstständig

Für Sicherheit sorgen können

Formulierungshilfen für Ressourcen (Bitte jeweils individualisieren!)

- ☺ meldet sich
- ☺ kann die Rufanlage bedienen
- ☺ fühlt sich sicher
- ☺ findet sich gut zurecht
- ☺ ist kompromissbereit
- ☺ kennt die Sturzrisiken
- ☺ kennt die Dekubitusrisiken
- ☺ erkennt die Selbst-/Fremdgefährdung
- ☺ ist über folgende spezielle Gefährdungen informiert: _____
- ☺ vertraut den Pflegenden
- ☺ vertraut den Hilfsmitteln
- ☺ ist zeitlich orientiert
- ☺ ist räumlich/örtlich orientiert
- ☺ ist zur Person orientiert
- ☺ ist zur Situation orientiert
- ☺ Entscheidungsfähigkeit vorhanden
- ☺ kann die Injektion selbstständig durchführen
- ☺ hat eine hohe Medikamenten-Compliance
- ☺ akzeptiert Sicherheitsmaßnahmen
- ☺ hat ein hohes Sicherheitsbedürfnis
- ☺ _____
- ☺ _____

Formulierungshilfen für Pflegeprobleme (Bitte jeweils individualisieren und begründen!)

- ☿ kann Gefahren nicht einschätzen
- ☿ verirrt sich in der Einrichtung
- ☿ kann keine Entscheidungen treffen
- ☿ kann hinsichtlich _____ keine Entscheidungen treffen
- ☿ mäßige Demenz (lt. Mini-Mental-Test)
- ☿ erhebliche Demenz (lt. Mini-Mental-Test)
- ☿ findet sich räumlich nicht zurecht
- ☿ zeitliche/örtliche/persönliche und situative Orientierungsprobleme
- ☿ hat Bewusstseins-, Denk- und Wahrnehmungsstörungen
- ☿ Trugwahrnehmungen (Halluzinationen)
- ☿ Wahnvorstellungen, Wahnideen
- ☿ Weglauftendenz/Hinlauftendenz
- ☿ braucht zur Sicherheit zeitweilig/ständig Bettseitenteile/Fixiergurte im Bett/am Stuhl
- ☿ Medikamenteneinnahme muss überwacht werden
- ☿ geringe Medikamenten-Compliance

- beeinträchtigte Haushaltsführung
- Infektionsgefahr
- erhöhte Sturzgefahr (nach Motilitätstest > 20 Punkte)
- Dekubitusgefahr
- Intertrigogefahr
- Thromboemboliegefahr
- Pneumoniegefahr
- Gefahr von Munderkrankungen
- Gefahr von Kontrakturen
- schwankende Blutzuckerwerte
- lehnt Hilfe ab
- unter-/überschätzt sich
- unsicheres Aufstehen, Gehen, Stehen
- kann Medikamente nicht beschaffen/nicht selbstständig einnehmen
- kann die Injektion nicht selbstständig durchführen
- sammelt/verweigert Medikamente
- erkennt Fremd-/Selbstgefährdung nicht
- ist suizidgefährdet
- kann aufgrund einer Sehbehinderung Gegenstände nicht erkennen
- kann den Tagesablauf nicht strukturieren
- benutzt vorhandene Hilfsmittel nicht
- kann sich nicht melden (kann die Rufanlage nicht bedienen)
- _____
- _____

Formulierungshilfen für Pflegeziele (Bitte jeweils Evaluationsdaten angeben!)

- meldet sich
- kann die Rufanlage bedienen
- hat einen geregelten Tagesablauf
- kennt ihre/seine Belastungsgrenzen
- vertraut den Pflegekräften
- hat einen Betreuer
- hat eine Bezugsperson
- akzeptiert Sicherheitsmaßnahmen
- erkennt die Gefahren
- kennt die Sturzrisiken
- minimierte, reduzierte Sturzgefahr
- fühlt sich sicher
- findet sich gut zurecht
- Veränderungen werden frühzeitig erkannt
- Komplikationen wird frühzeitig vorgebeugt
- Sekundärerkrankungen werden vermieden
- gewährleistete Medikamenteneinnahme

🔒 ☝ Medikamente werden nach ärztlicher Anordnung verabreicht

☝ Selbst-/Fremdgefährdung wird/werden vermieden

☝ Aggressionen werden vermieden

☝ psychische Sicherheit

☝ _____

☝ _____

Formulierungshilfen für Pflegemaßnahmen
(Bitte inklusive „Wer/Wie/Was/Wann/Wo/Wie oft?"!)

☞ Kontrollgang

☞ Veränderungen melden

☞ Gespräche führen

☞ Bezugspflege

☞ Betreuung initiieren

☞ Kontakt zum Betreuer aufnehmen

☞ beim Gehen begleiten

☞ Sturzprophylaxe (z. B. Bettseitenteile/mit Einverständnis bzw. richterl. Genehmigung)

☞ Fixierungen (mit Einverständnis bzw. richterl. Genehmigung)

☞ Toilettensitzerhöhung

☞ Nachtlicht

☞ Medikamente vorbereiten

☞ Medikamente verteilen

☞ Medikamenteneinnahme überwachen

☞ Augentropfen und -salben einbringen

☞ Behandlung oberflächlicher Wunden

☞ Behandlung primär heilender Wunden

☞ Behandlung sekundär heilender Wunden

☞ Behandlung des Ulcus Cruris

☞ Dekubitusbehandlung Grad I und II

☞ Dekubitusbehandlung Grad III und IV

☞ Blutzuckerbestimmung

☞ Gewichtskontrolle

☞ subkutane Injektion

☞ intramuskuläre Injektion (n. v. Hochstetter)

☞ Infusionen (Vorbereitung, Überwachung)

☞ Verbandwechsel bei Punktionsstellen

☞ Verbandwechsel bei PEG

☞ hygienisches Arbeiten

☞ Gespräche führen, Zuwendung

☞ Einschalten des psychosozialen Dienstes

☞ Orientierungshilfen geben, Realitätsorientierung

☞ Validation, Wertschätzung

☞ Beschäftigung

☞ Basale Stimulation®

☞ _____

☞ _____

Mögliche Verweise auf andere Lebensaktivitäten:

– Sich bewegen können
– Sich situativ anpassen können/Sich als Frau, Mann oder Kind fühlen
– Vitale Funktionen aufrechterhalten können/Atmen/Regulieren der Körpertemperatur
– Soziale Bereiche des Lebens sichern können/Sinn finden/Mit existentiellen Erfahrungen umgehen
– Sich beschäftigen können/Raum und Zeit gestalten

Hinweise aus den MDK-Richtlinien:

Die Lebensaktivität „Für Sicherheit sorgen können" beinhaltet: Gefahrensituationen einzuschätzen, ggf. Hilfe anzufordern sowie über allgemeine Orientierungs-/Entscheidungsfähigkeiten zu verfügen.

Merkmale	Graduierung/Einstufung
Kann mit Risiken situationsgerecht umgehen und diese entsprechend bewältigen	Grad 0 selbstständig
Nach Elimination bzw. Reduktion von voraussehbaren Risiken durch sachliche Vorsorgemaßnahmen ist die Sicherheit gewährleistet	Grad 1 bedingt selbstständig
Die Sicherheit ist nur durch zeitweilige/teilweise personelle Hilfe gewährleistet, lässt zeitweilig Sicherheitsmaßnahmen gegen sich und andere Personen außer Acht oder kann akute Risiken nicht einschätzen bzw. bewältigen	Grad 2 teilweise unselbstständig
Dauernde Hilfe notwendig	Grad 3 unselbstständig

🚲 Sich bewegen können

Formulierungshilfen für Ressourcen (Bitte jeweils individualisieren!)

☺ kann sich selbst bewegen
☺ kann gehen
☺ kann stehen
☺ kann sitzen
☺ kann Treppen steigen
☺ kann sich hinsetzen
☺ kann sich hinlegen
☺ kann das Hilfsmittel _____ zum Bewegen benutzen
   (z. B. Stock, Rollator, Rollstuhl)
☺ geht gern spazieren
☺ mag körperliche Betätigungen (Sport, Gymnastik)
☺ akzeptiert die Bewegungsübungen
☺ ist orientiert
☺ ist motiviert
☺ kann mithelfen
☺ kann sich mitteilen
☺ akzeptiert Hilfestellungen
☺ kann das Hilfsmittel (unter Anleitung) benutzen
☺ _____
☺ _____

Formulierungshilfen für Pflegeprobleme (Bitte jeweils individualisieren und begründen!)

⚲ Bewegungseinschränkung aufgrund: _____
⚲ kann nicht allein gehen
⚲ kann nicht allein stehen
⚲ kann nicht allein sitzen
⚲ kann nicht allein Treppen steigen
⚲ kann die Position im Bett nicht allein verändern
⚲ ist kontinuierlich bettlägerig
⚲ Risikofaktoren für Kontrakturen vorhanden
⚲ Risikofaktoren für Dekubitus vorhanden (siehe Bradenskala)
⚲ geringes Dekubitusrisiko (Bradenskala 18–15 Punkte)
⚲ mittleres Dekubitusrisiko (Bradenskala 14–13 Punkte)
⚲ hohes Dekubitusrisiko (Bradenskala 12–10 Punkte)
⚲ sehr hohes Dekubitusrisiko (Bradenskala 9–6 Punkte)
⚲ kann Lagewechsel nicht allein durchführen
⚲ kann Transfer zum/zur _____ nicht allein durchführen
⚲ Amputation von: _____
⚲ Hemiparese (rechts/links)

- Hemiplegie (rechts/links)
- Tetraplegie
- Paralyse der: _____
- Paraplegie der: _____
- eingeschränkte oder fehlende Gelenkbeweglichkeit
- Kontraktur, beugt/streckt folgende Extremität/en: _____ nur _____ Grad
- Spastik
- Muskelverhärtungen
- Koordinierungsstörungen bei Bewegungen
- übersteigerter Bewegungsdrang
- Gleichgewichtsstörungen
- kann Hilfsmittel nicht selbstständig anwenden
- geht unsicher, hat Angst zu stürzen
- Kraftlosigkeit
- Bewegungsarmut (Akinese)
- Steifigkeit, Zahnradphänomen (Rigor)
- zittert bei Bewegungen, Pillendreh-/Geldzählphänomen (Tremor)
- keine Eigenbewegungen mehr vorhanden
- _____
- _____

Formulierungshilfen für Pflegeziele (Bitte jeweils Evaluationsdaten angeben!)

- bewegt sich sicher
- erhält oder verbessert seine Beweglichkeit
- akzeptiert die erforderliche Unterstützung
- ist selbstsicher
- ist motiviert
- kann vor dem Bett stehen
- liegt bequem
- kann sich im Bett umdrehen
- kann den Transfer mit Unterstützung durchführen
- führt den Transfer selbstständig durch
- kann Hilfsmittel selbstständig anwenden
- geht mit Hilfe (Rollator, Gehstutzen) selbstständig
- sitzt, steht und geht mit Hilfe
- sitzt, steht und geht ohne Hilfe
- bewegliche Gelenke
- geht sicher und angstfrei
- führt Positionswechsel mit Unterstützung durch
- führt Positionswechsel selbstständig durch
- intakte Haut
- kann _____ ohne Einschränkung bewegen
- Durchblutungsförderung

🚲 ☞ Förderung des venösen Blutrückflusses

☞ ist/bleibt frei von Folgeschäden (z. B. Thrombose, Dekubitus, Pneumonie)

☞ _____

☞ _____

Formulierungshilfen für Pflegemaßnahmen
(Bitte inklusive „Wer/Wie/Was/Wann/Wo/Wie oft?"!)

☞ Bewegungsanalyse durchführen und dokumentieren
☞ Aufstehen/Zu-Bett-gehen/Anleitung bzw. Beaufsichtigung
☞ Aufstehen/Zu-Bett-gehen/Übernahme
☞ Aufstehen/Zu-Bett-gehen/Unterstützung
☞ Transfer/Anleitung bzw. Beaufsichtigung
☞ Transfer/Übernahme
☞ Transfer/Unterstützung
☞ Betten/Lagern
☞ Dekubitusprophylaxe
☞ Kontrakturprophylaxe
☞ Thromboembolieprophylaxe
☞ Gehübungen
☞ Lagern im Stuhl
☞ Stehen/Anleitung bzw. Beaufsichtigung
☞ Stehen/Übernahme
☞ Stehen/Unterstützung
☞ entstauende Lagerung
☞ Kompressionsstrümpfe anziehen
☞ Kompressionsverband anlegen
☞ passive Bewegungsübungen
☞ aktive Bewegungsübungen
☞ resistive Bewegungsübungen
☞ Bereitstellen geeigneter Hilfsmittel: _____
☞ Erklären/Anleiten geeigneter Hilfsmittel: _____
☞ Lagerungswechsel (Lagerungsplan)
☞ Mikrostimulation (Bewegungsplan)
☞ Lagerung in Funktionsstellung
☞ _____
☞ _____

Mögliche Verweise auf andere Lebensaktivitäten:

- Vitale Funktionen aufrechterhalten können/Atmen/Regulieren der Körpertemperatur
- Für Sicherheit sorgen können
- Sich sauber halten und kleiden können/Sich waschen (pflegen) und kleiden
- Soziale Bereiche des Lebens sichern können/Sinn finden/Mit existentiellen Erfahrungen umgehen

Hinweise aus den MDK-Richtlinien:

Zu der Lebensaktivität „Sich bewegen können" gehören nach den Richtlinien des MDK die geistige und körperliche Fähigkeit, sich zweckgerichtet und sicher zu bewegen. Es ist möglich, alle Lebensaktivitäten durch die dazu erforderliche Bewegung durchzuführen.

Merkmale	Graduierung/Einstufung
Bewegung ist ohne Einschränkung möglich	Grad 0 selbstständig
Bewegung ist erschwert, unsicher oder verlangsamt, kann jedoch mit Hilfsmitteln selbstständig erfolgen, wie z. B. Rollstuhl/Gehhilfen sowie Hilfsmitteln zur selbstständigen Lebensführung	Grad 1 bedingt selbstständig
Für Bewegung ist (ggf. neben dem Hilfsmittel) eine personelle Hilfe zeitweise/teilweise notwendig, z. B. für das Drehen im Bett	Grad 2 teilweise unselbstständig
Zur Bewegung ist ständige personelle Hilfe erforderlich	Grad 3 unselbstständig

Sich bewegen können

♦ Sich sauber halten und kleiden können/Sich waschen (pflegen) und kleiden

Formulierungshilfen für Ressourcen (Bitte jeweils individualisieren!)

☺ wählt die Kleidung selbst aus
☺ kleidet sich angemessen
☺ kann Verschlüsse (Knöpfe, Reißverschluss) handhaben
☺ kann die Kleidung über den Kopf ziehen
☺ kann die Kleidung über die Füße ziehen
☺ kann unter Anleitung mithelfen
☺ kann die Mund- und Zahnpflege selbstständig durchführen
☺ trocknet sich selbstständig ab
☺ achtet auf ihren/seinen Hautzustand
☺ legt Wert auf ihr/sein Äußeres
☺ ist einsichtig
☺ akzeptiert Hilfe
☺ ist kooperativ
☺ ist orientiert (in Bezug auf: Zeit, Ort, Raum, Person und Situation)
☺ kann sich mitteilen (verbal und/oder nonverbal über Gestik und Mimik)
☺ hat ein gesundes Schamgefühl
☺ hat ein intaktes Wärme-/Kälteempfinden
☺ _____
☺ _____

Formulierungshilfen für Pflegeprobleme (Bitte jeweils individualisieren und begründen!)

♀ Gefahr der sozialen Ausgrenzung aufgrund des ungepflegten Allgemeinzustands
♀ Gefahr der sozialen Ausgrenzung aufgrund des unangenehmen Körpergeruchs
♀ verschmutzte Haut, ungepflegte Haare, schmutzige Zehen- und Fingernägel
♀ fehlende (ungenügende) Gesichtsrasur
♀ ungepflegte Zähne
♀ Hautdefekte, Hautveränderungen (siehe Wundprotokoll)
♀ Juckreiz
♀ Schuppenbildung
♀ Rötungen
♀ Schwellungen
♀ Ödeme
♀ Hautparasiten
♀ Verlust der Selbstständigkeit
♀ Hilfebedarf[1] beim Waschen, Duschen, Baden
♀ Hilfebedarf[1] bei der Rasur
♀ Hilfebedarf[1] bei der Intimpflege

- ♀ Hilfebedarf[1] bei der Hautpflege
- ♀ Hilfebedarf[1] bei der Ohren-, Nasen- und Augenpflege
- ♀ Hilfebedarf[1] bei der Mund-, Zahn- und Prothesenpflege
- ♀ lockerer Prothesensitz aufgrund einer Ober-/Unterkieferverformung
- ♀ neigt zu starkem Schwitzen
- ♀ kann die Kleidung nicht über den Kopf ziehen
- ♀ kann die Kleidung nicht über die Füße ziehen
- ♀ kann Verschlüsse (Knöpfe, Reißverschluss) nicht handhaben
- ♀ fehlende Einsicht für notwendigen Wäschewechsel
- ♀ braucht Hilfe bei der Auswahl der Kleidung
- ♀ Kleidung entspricht nicht den Witterungsverhältnissen
- ♀ Kleidung passt nicht, ist unvollständig, unzureichend oder wahllos verwendet
- ♀ Kleidungsstücke sind defekt, verschmutzt
- ♀ entkleidet sich öfter (wegen Desorientiertheit)
- ♀ Fehlen der Privatsphäre
- ♀ Waschzwang
- ♀ _____
- ♀ _____

1 Bei „Hilfebedarf" ist zu benennen, worin dieser besteht!

Formulierungshilfen für Pflegeziele (Bitte jeweils Evaluationsdaten angeben!)

- 👍 ist gepflegt und sauber
- 👍 ist/bleibt frei von Folgeschäden
- 👍 akzeptiert die erforderliche Unterstützung
- 👍 kann sich mit Unterstützung selbst pflegen
- 👍 hilft bei der Pflege mit
- 👍 lässt sich gut anleiten
- 👍 kann mit Hilfsmitteln umgehen
- 👍 hat eine angepasste, saubere und intakte Zahnprothese
- 👍 fühlt sich in seiner Selbstständigkeit unterstützt
- 👍 findet Berücksichtigung seiner Gewohnheiten
- 👍 ist zufrieden mit ihrer/seiner Kleidung
- 👍 ist angemessen gekleidet
- 👍 pflegt sich selbstständig
- 👍 trocknet sich selbstständig ab
- 👍 fühlt sich frisch
- 👍 trägt angemessene saubere Kleidung
- 👍 intakte Haut
- 👍 erkennt die Notwendigkeit der Pflege
- 👍 gepflegte Fuß- und Fingernägel
- 👍 _____
- 👍 _____

♦♦ Formulierungshilfen für Pflegemaßnahmen

(Bitte inklusive „Wer/Wie/Was/Wann/Wo/Wie oft?"!)

☞ Plan für Hilfebedarf erstellen

☞ Waschen (Ganzkörperwäsche, Teilwäsche, Ober- und/oder Unterkörper, Hände, Gesicht, Haare usw.)

☞ Hilfsmittel nach Bedarf beschaffen und bereitstellen

☞ Hilfestellung dem Grad der Selbstständigkeit anpassen

☞ auf kontinuierliche psychosoziale Betreuung achten

☞ zur selbstständigen Durchführung der Körperpflege anleiten bzw. beaufsichtigen

☞ zum sinnvollen Gebrauch von Hilfsmitteln anleiten bzw. beaufsichtigen

☞ über mögliche Hilfsmittel zur Körperpflege und Wege zu deren Beschaffung beraten

☞ Basale Stimulation®

☞ Creme/Salbe verwenden

☞ Duschen/Anleitung bzw. Beaufsichtigung

☞ Duschen/Übernahme

☞ Duschen/Unterstützung

☞ Frisieren/Kämmen/Anleitung bzw. Beaufsichtigung

☞ Frisieren/Kämmen/Unterstützung

☞ Ganzkörperwaschung am Waschbecken/Anleitung bzw. Beaufsichtigung

☞ Ganzkörperwaschung am Waschbecken/Übernahme

☞ Ganzkörperwaschung am Waschbecken/Unterstützung

☞ Ganzkörperwaschung im Bett

☞ Armbad

☞ Fußbad

☞ Haare waschen und frisieren

☞ Hautpflege/Beratung

☞ Intertrigoprophylaxe (Hautpflege mit patienten-/bewohnereigener Lotion)

☞ Mund-, Zahn- und Prothesenpflege/Anleitung bzw. Beaufsichtigung

☞ Mund-, Zahn- und Prothesenpflege/Übernahme

☞ Mund-, Zahn- und Prothesenpflege/Unterstützung

☞ spezielle Mundpflege

☞ Nagelpflege

☞ Rasieren/Anleitung bzw. Beaufsichtigung

☞ Rasieren/Übernahme

☞ Rasieren/Unterstützung

☞ Teilbad

☞ Teilkörperpflege am Waschbecken/Anleitung bzw. Beaufsichtigung

☞ Teilkörperpflege am Waschbecken/Übernahme

☞ Teilkörperpflege im Bett

☞ Vollbad

☞ Ankleiden/Anleitung bzw. Beaufsichtigung

☞ Ankleiden/Übernahme

☞ Ankleiden/Unterstützung

☞ Auskleiden/Anleitung bzw. Beaufsichtigung
☞ Auskleiden/Übernahme
☞ Auskleiden/Unterstützung
☞ Kleidung richten
☞ Gewohnheiten beibehalten
☞ aktivierende Pflege, Anleiten zur Selbstständigkeit
☞ _____
☞ _____

Mögliche Verweise auf andere Lebensaktivitäten:

– Sich bewegen können
– Vitale Funktionen aufrechterhalten können/Atmen/Regulieren der Körpertemperatur
– Soziale Bereiche des Lebens sichern können/Sinn finden/Mit existentiellen Erfahrungen umgehen
– Sich situativ anpassen können/Sich als Frau, Mann oder Kind fühlen
– Sich beschäftigen/Raum und Zeit gestalten

Hinweise aus den MDK-Richtlinien:

Zur Lebensaktivität „Sich sauber halten und kleiden können" gehören die geistige und körperliche Fähigkeit, seine Körperpflege durchzuführen und sich den situativen und klimatischen Erfordernissen entsprechend zu kleiden.

Merkmale	Graduierung/Einstufung
Selbstständige und situationsgerechte Entscheidung über Art und Weise von Körperpflege/Kleidung sowie Ausführung dieser Tätigkeiten	Grad 0 selbstständig
Benötigt mehr Zeit und/oder ist mit Hilfsmitteln in der Lage, die Verrichtungen sicher durchzuführen (z.B. Badewannenlifter, Anziehhilfen)	Grad 1 bedingt selbstständig
Benötigt zeit-/teilweise Hilfe für die Körperpflege und/oder das An-/Auskleiden. Kann z.B. die eigene Körperpflege nicht vollständig/regelmäßig übernehmen, die Reihenfolge des Anziehens nicht einhalten, die Erforderlichkeit von Körperpflege nicht erkennen	Grad 2 teilweise unselbstständig
Eigene Körperpflege und/oder das selbstständige Kleiden kann nicht durchgeführt werden, es ist ständige personelle Hilfe erforderlich	Grad 3 unselbstständig

︎🍽 Essen und trinken können

Formulierungshilfen für Ressourcen (Bitte jeweils individualisieren!)

- ☺ nimmt seine Abhängigkeit beim Essen und Trinken wahr
- ☺ teilt seine Schwierigkeiten beim Essen und Trinken mit
- ☺ kann mit Schwierigkeiten beim Essen und Trinken umgehen
- ☺ akzeptiert die Unterstützungen beim Essen und Trinken
- ☺ Idealgewicht, Normalgewicht
- ☺ sieht ein, dass sie/er essen und trinken muss
- ☺ isst und trinkt unter Anleitung
- ☺ sieht die Notwendigkeit einer Diät ein
- ☺ möchte Mahlzeiten in der Gemeinschaft einnehmen
- ☺ hält sich an den Flüssigkeitsplan
- ☺ hält sich an die Diät
- ☺ isst und trinkt gerne
- ☺ hat normalen Appetit
- ☺ Lieblingsgerichte sind: _____
- ☺ isst und trinkt selbstständig
- ☺ kann schluckweise trinken
- ☺ setzt Hilfsmittel selbstständig ein
- ☺ _____
- ☺ _____

Formulierungshilfen für Pflegeprobleme (Bitte jeweils individualisieren und begründen!)

- ♀ Appetitlosigkeit, unzureichende Nahrungszufuhr
- ♀ verändertes bzw. fehlendes Geschmacksempfinden
- ♀ einseitige, vitaminarme Ernährung
- ♀ erhöhter Energiebedarf (z. B. aufgrund einer Stoffwechselstörung)
- ♀ mangelndes Durstgefühl
- ♀ Körpergewicht liegt nach der Broca-Formel mit 10–20 über dem Idealgewicht (BMI > 26)
- ♀ Adipositas (Übergewicht)
- ♀ Kachexie (Untergewicht)
- ♀ falsche Ernährungsgewohnheiten, gestörtes Essverhalten
- ♀ Bewegungsmangel
- ♀ Verwirrtheit
- ♀ Risiko für Unterernährung (nach Mini-Nutritional-Assessment 17–23,5 Punkte)
- ♀ Unterernährung (nach Mini-Nutritional-Assessment < 17 Punkte)
- ♀ mäßiger/deutlich reduzierter Ernährungszustand
- ♀ Nahrungsmittelallergie
- ♀ Nahrungsmittelunverträglichkeit
- ♀ Schonkost
- ♀ gestörtes Essverhalten

- fehlende Einsicht, fehlende Motivation
- vermehrte Harnausscheidung nach Entwässerungsbehandlung (Diurese)
- erhöhter Flüssigkeitsverlust infolge Diarrhö, Erbrechen, Fieber
- körperliche/geistige Unfähigkeit Nahrung zu besorgen, zu bereiten und einzunehmen
- sieht die Notwendigkeit von Essen und Trinken nicht ein
- sieht die Notwendigkeit einer Diät nicht ein
- Speichel oder Essensreste fließen aus dem Mund
- Ansammlung von Speiseresten in den Backentaschen und am Gaumen
- ungenügende Beiß- und Saugreflexe
- Mund wird nicht geöffnet, Essen und Trinken werden verweigert
- isst sehr langsam
- kann nicht essen/trinken
- mundgerechte Zubereitung der Nahrung ist erforderlich
- häufiges Verschlucken, Husten, Würgen
- Schmerzen beim Schlucken
- Aspirationsgefahr
- Schluckstörungen
- Kaustörungen
- kann sich Nahrung aufgrund von _____ nicht selbst zubereiten
- teilweise/vollständige Abhängigkeit der Versorgung mittels Sonde/PEG
- teilweise/vollständige Abhängigkeit bei Sondenkost (kombiniert mit oraler Ernährung)
- Unterstützung und Überwachung einer ausreichenden Flüssigkeitsaufnahme
- leidet unter häufigem Erbrechen
- Vergiftungswahn
- _____
- _____

Formulierungshilfen für Pflegeziele (Bitte jeweils Evaluationsdaten angeben!)

- akzeptiert die erforderliche Unterstützung
- kann mit Hilfsmitteln umgehen
- benutzt Hilfsmittel (Essbesteck, Trinkbecher, Strohhalm)
- befindet sich in einem angemessenen Kräfte- und Ernährungszustand
- äußert sich zufrieden über das Essen und Trinken
- nimmt ausreichend Flüssigkeit zu sich (1,5–2 Liter pro Tag)
- hat keinen Durst oder Anzeichen von Austrocknung
- befindet sich in einem angemessenen Ernährungs-, Kräfte- und Gesundheitszustand
- akzeptiert und versteht die erforderlichen Maßnahmen
- hält sich an die Diät
- ist einsichtig
- hat Appetit
- trinkt selbstständig/unter Anleitung bzw. Beaufsichtigung
- isst selbstständig/unter Anleitung bzw. Beaufsichtigung
- bestellt Lieblingsgerichte

- 👍 nimmt an Gewicht zu bzw. kann das Gewicht halten
- 👍 nimmt an Gewicht ab bzw. kann das Gewicht halten
- 👍 äußert individuelle Wünsche bzgl. der Kost
- 👍 zeigt positive Veränderungen bei den Essgewohnheiten
- 👍 angemessenes Körpergewicht (s. BMI S. 53)
- 👍 Normalgewicht (s. BMI S. 53)
- 👍 hat einen angemessenen Ernährungs- und Kräftezustand
- 👍 kann die angebotenen Speisen und Getränke schlucken
- 👍 kaut und schluckt physiologisch
- 👍 ist in einem guten Allgemein- und Ernährungszustand
- 👍 Sekundärerkrankungen wird vorgebeugt
- 👍 frühzeitiges Erkennen von Veränderungen
- 👍 _____
- 👍 _____

Formulierungshilfen für Pflegemaßnahmen

(Bitte inklusive „Wer/Wie/Was/Wann/Wo/Wie oft?"!)

- ☞ mundgerechte Zubereitung der Nahrung
- ☞ Hilfestellung und Anleitung bei der Nahrungsaufnahme (z. B. durch Handführung) bzw. Beaufsichtigung
- ☞ Unterstützung und Anleitung beim Trinken (z. B. durch Handführung) bzw. Beaufsichtigung
- ☞ Nahrungsaufnahme/Anleitung bzw. Beaufsichtigung
- ☞ Nahrungsaufnahme/Übernahme
- ☞ Nahrungsaufnahme/Unterstützung
- ☞ Zwischenmahlzeit reichen
- ☞ Zusatznahrung (Aufbaukost) anbieten
- ☞ Wunschkost anbieten
- ☞ Bereitstellen von Ess- und Trinkhilfen
- ☞ zum Gebrauch von Ess- und Trinkhilfen anleiten bzw. dabei beaufsichtigen
- ☞ Mundpflege nach der Nahrungsaufnahme
- ☞ Nahrungsmittel nach Erfordernis beschaffen
- ☞ Nahrungsmittelmenge und -größe den Bedürfnissen des Betroffenen anpassen
- ☞ Anleitung und Beratung beim Zubereiten der Nahrung
- ☞ über zuliefernde Dienste und weitere Hilfsangebote informieren
- ☞ Gewichtskontrollen durchführen
- ☞ Ernährungsgewohnheiten ermitteln
- ☞ Vitalzeichenkontrolle
- ☞ Befinden und Störungen erfragen und einschätzen
- ☞ Trinkgewohnheiten erfragen
- ☞ Dehydratationsprophylaxe
- ☞ Ein- und Ausfuhrkontrollen (Flüssigkeitsbilanzierung)
- ☞ Trinkhilfen anbieten (z. B. Strohhalm, Becher mit erhöhtem Aufsatz)
- ☞ ausreichend mit Getränken versorgen und diese in Reichweite stellen

☞ regelmäßig an das Trinken erinnern und dazu ermuntern

☞ Ausführen ärztlicher Anordnungen (z. B. Infusionen)

☞ Appetit beobachten

☞ Flüssigkeitsgabe über die Sonde in Bolusgabe

☞ Flüssigkeitsgabe über die Sonde mittels Schwerkraft/Pumpe

☞ Sondenernährung in Bolusgabe

☞ Sondenernährung mittels Schwerkraft/Pumpe

☞ Kau- und Schluckakt sowie die Atmung beobachten

☞ Übungen zur Stimulation des Schluckreflexes

☞ Trinkversuche mit Wasser und/oder dickflüssigen Getränken

☞ bei der Nahrungsaufnahme anwesend sein

☞ rutschfeste Teller mit hohem Rand, Besteck und Trinkbecher mit Griffverstärkung

☞ Speisen warm halten

☞ nur wenig Nahrung auf den Löffel nehmen, nach jedem Bissen schlucken lassen

☞ Schluckakt anregen (z. B. mit der Hand vom Kinn abwärts den Hals entlangstreichen)

☞ Inspektion und Beurteilung von Mund- und Rachenraum

☞ Wissensstand über Ernährung überprüfen

☞ Anleitung des Betroffenen und Vermittlung von Informationen bei Wissensdefizit bzgl. des Flüssigkeitsbedarfs (Ernährungsberatung einleiten)

☞ _____

☞ _____

Mögliche Verweise auf andere Lebensaktivitäten:

– Vitale Funktionen aufrechterhalten können/Atmen/Regulieren der Körpertemperatur

– Ausscheiden können

– Sich beschäftigen können/Raum und Zeit gestalten

– Soziale Bereiche des Lebens sichern können/Sinn finden/Mit existentiellen Erfahrungen umgehen

BMI = Body-Mass-Index-Beurteilung des Körpergewichtes nach dieser Formel: Körpergewicht in kg/Körperlänge in Metern × 2 [Normwert: BMI 18,5–24,9].

Als weitere Kriterien zur Beurteilung des Körpergewichtes gelten

a) der Bauchumfang: Bei Frauen steigt z. B. bei einem Bauchumfang von > 88 cm (bei Männern > 102 cm) das Risiko für Zivilisationserkrankungen.

b) die Kontrolle der Körperfett-Verteilung mittels bioelektrischer Impedanzmessung (Wechselstromwiderstand) [Normwert: Frauen: 24–29 %, Männer 19–24 %. Diese Werte des Körperfettes (für 30 bis 40-jährige Frauen und Männer) schwanken im jugendlichen Alter um etwa minus 2 % bzw. mit steigendem Alter um etwa plus 2 %].

Hinweise aus den MDK-Richtlinien:

Zur Lebensaktivität „Essen und trinken können" gehören die geistige und körperliche Fähigkeit zu essen und zu trinken, d.h. eine bedarfs- und zeitgerechte Auswahl der Menge und der Zusammensetzung der Nahrung, die Vorbereitung der Nahrungsaufnahme (z.B. Körperhygiene, angemessene Körperhaltung) sowie die Nachbereitung der Nahrungsaufnahme (Mundhygiene) vorzunehmen.

Merkmale	Graduierung/Einstufung
Bedarfsgerechte Entscheidung und Realisierung der Nahrungsaufnahme erfolgt selbstständig	Grad 0 selbstständig
Isst selbstständig, braucht mehr Zeit und/oder Hilfsmittel (z.B. Schnabeltasse, Trinkhalm, Antirutschfolie, spezielles Besteck und/oder Geschirr, selbstständige Handhabung der Sondenernährung)	Grad 1 bedingt selbstständig
Braucht zeit-/teilweise Hilfe beim Essen und Trinken sowie bei der mundgerechten Zubereitung und/oder bei der Nahrungsaufnahme	Grad 2 teilweise unselbstständig
Ernährung kann nur unter ständiger personeller Hilfe erfolgen, wie z.B. Aufforderung zur Nahrungsaufnahme, ständiges Erinnern, Anleiten, Führen der Hand zum Mund, Eingeben von Nahrung	Grad 3 unselbstständig

Ausscheiden können

Formulierungshilfen für Ressourcen (Bitte jeweils individualisieren!)

☺ nimmt Ausscheidungsprobleme wahr
☺ teilt Ausscheidungsprobleme mit
☺ kann mit den Schwierigkeiten bei der Ausscheidung umgehen
☺ akzeptiert Unterstützung und Hilfen bei der Ausscheidung
☺ Kontinenzprofil (s. S. 59): _____ (un-/abhängig/erreicht/kompensiert)
☺ kann Toilette/Toilettenstuhl selbstständig benutzen
☺ regelmäßig willkürlich weicher Stuhlgang
☺ Urinausscheidung > 1000 ml/Tag
☺ benutzt Hilfsmittel selbstständig
☺ trinkt ausreichend
☺ geht selbstständig zur Toilette
☺ meldet sich rechtzeitig vor dem Toilettengang
☺ Kontinenz
☺ akzeptiert Hilfen
☺ akzeptiert das Blasenentleerungstraining
☺ ist orientiert
☺ ist mobil
☺ ist einsichtig
☺ intakte Haut
☺ _____
☺ _____

Formulierungshilfen für Pflegeprobleme (Bitte jeweils individualisieren und begründen!)

♀ kann Toilette/Toilettenstuhl nicht selbstständig benutzen (benötigt Hilfe)
♀ benötigt Hilfe bei der Benutzung von Steckbecken/Urinflasche
♀ Belastungsinkontinenz (Stressinkontinenz, unzureichender Blasenverschluss, Muskelschwäche)
♀ Dranginkontinenz (Urgeinkontinenz, Reizblase)
♀ Reflexinkontinenz (neurogene Störung, fehlender Harndrang)
♀ Überlaufinkontinenz (Harnträufeln ohne Harndrang)
♀ ist urininkontinent (Inkontinenzart: _____ Stadium: _____)
♀ ist stuhlinkontinent (Stadium: _____)
♀ benötigt Hilfsmittel zur Ausscheidung: _____
  (Inkontinenzmaterial, Steckbecken, Urinflasche, Toilettenstuhl, Urinalkondom)
♀ Abgang kleiner Urinmengen ohne Harndrang
♀ Urinabgang beim Husten, Pressen, Niesen und schweren Heben (Stadium 1[1])
♀ Urinabgang beim Stehen, Bewegen, Aufstehen (Stadium 2[1])

---

1 Schweregrade der Belastungs-/Stress-Urininkontinenz

♀♂ ♀ Urinabgang im Liegen (Stadium 3[1])

♀ Drucksteigerung im Bauchraum durch Lachen, Husten usw.

♀ plötzlicher starker Harndrang mit sofortigem unfreiwilligem Urinabgang im Strahl

♀ Inkontinenzprofil (s. S. 59): _____ (un-/abhängig/nicht/erreicht/kompensiert)

♀ Nykturie (nächtliches Wasserlassen)

♀ Dysurie (Brennen beim Wasserlassen)

♀ Oligurie (Urinmenge < 500 ml/24 h)

♀ Pollakisurie (häufiges Wasserlassen bei gleichbleibender Urintagesmenge)

♀ Polyurie (Urinmenge > 2500 ml/24 h)

♀ Ischurie (Harnverhalt)

♀ kann das Enterostoma aufgrund _____ nicht selbst versorgen

♀ neigt zu Harnwegsinfektionen

♀ kann den Urinbeutel nicht allein entleeren

♀ kann die Katheterpflege (sowie notwendige Wechsel) nicht allein durchführen

♀ leidet an ständiger/gelegentlicher Obstipation

♀ leidet an ständiger/gelegentlicher Diarrhö

♀ trockener harter Stuhl

♀ verzögerte Stuhlentleerung

♀ mit Kot verschmutzte Wäsche (Stadium 1[2])

♀ unkontrollierter Abgang von dünnflüssigem Stuhl (Stadium 2[2])

♀ Kontrollverlust für breiigen Stuhl (Stadium 3[2])

♀ vollständiger Kontrollverlust für jegliche Stuhlform (Stadium 4[2])

♀ Schmerzen bei der Stuhlentleerung

♀ Völlegefühl, Übelkeit, Druckgefühl im Bauchraum

♀ geringe Stuhlmengen mit längeren Zeitabständen zwischen den Ausscheidungen

♀ geblähter Bauch

♀ Unterdrücken des Defäkationsreizes

♀ Abführmittelabusus

♀ krampfartige Schmerzen im Bauchraum

♀ starker Stuhldrang

♀ mehrmals täglich wässrige Stuhlentleerungen

♀ ballaststoffarme Kost

♀ Flüssigkeitsmangel

♀ Immobilität, mangelnde Bewegung

♀ benötigt Unterstützung bei der Einnahme von Abführmitteln

♀ Gefahr der sozialen Isolation (durch Geruch und/oder stuhlverschmutzte Kleidung)

♀ schwitzt stark

♀ neigt zum Erbrechen

♀ leidet unter starkem Auswurf

♀ hat konzentrierten, stark riechenden Urin

♀ _____

♀ _____

----

1 Schweregrade der Belastungs-/Stress-Urininkontinenz
2 Schweregrade der Stuhlinkontinenz

Formulierungshilfen für Pflegeziele (Bitte jeweils Evaluationsdaten angeben!)

- akzeptiert Hilfen
- meldet sich rechtzeitig vor dem Toilettengang
- geht selbstständig zur Toilette
- scheidet physiologische Urinmengen aus (ca. 1,5 Liter täglich)
- schmerzfreie Stuhl-/Urinausscheidung
- regelmäßiger (mind. alle 2–3 Tage) weicher Stuhl
- vermeidet Abführmittel
- kennt die Gefahren von Abführmitteln
- kennt die Ursachen der Obstipation
- kennt die Ursachen der Stuhl-/Urininkontinenz
- arbeitet an der Bewältigung der Obstipation mit
- arbeitet an der Bewältigung der Stuhl-/Urininkontinenz mit
- hat Hilfsmittel zur Verfügung und kann diese korrekt anwenden
- hat trockene und saubere Kleidung und Bettwäsche
- verbessert die Kontrolle über seine Ausscheidungen
- vermeidet unverträgliche Nahrungsmittel
- ist/bleibt (nach Diarrhö) frei von Folgeschäden (z. B. Elektrolytmangel, Flüssigkeitsdefizit)
- hat ausreichend Bewegung
- trinkt mindestens _____ Liter Flüssigkeit am Tag
- intakte Haut
- ist schmerzfrei
- ist infektionsfrei
- vermindertes Sputum
- diskrete Entleerung (Sputum)
- _____
- _____

Ausscheiden können

Formulierungshilfen für Pflegemaßnahmen
(Bitte inklusive „Wer/Wie/Was/Wann/Wo/Wie oft?"!)

- Zystitisprophylaxe laut Standard: _____
- Intimpflege
- Intertrigoprophylaxe laut Standard: _____
- Obstipationsprophylaxe laut Standard: _____
- Bauchmassage durchführen (nach ärztlicher Anordnung)
- über die Gefahren von Abführmitteln informieren
- über obstipationsvermeidende Lebensweise informieren
- Verabreichung von angemessener Kost
- ausreichende Flüssigkeitszufuhr
- Gewichtskontrolle
- über die Ursachen der Stuhl-/Urininkontinenz informieren
- Intimsphäre wahren

☞ Toilettentraining, Blasenentleerungstraining

☞ für Ruhe und Zeit bei der Stuhl-/Urinentleerung sorgen

☞ Umstellung der Kost auf Ernährung mit ausreichend Ballaststoffen

☞ therapeutische Hilfe durch Ernährungsberatung anbieten

☞ regelmäßigen Gang zur Toilette fördern, ggf. Begleitung und Orientierungshilfe

☞ Stuhlausscheidung/Anleitung bzw. Beaufsichtigung[1]

☞ Stuhlausscheidung/Unterstützung[1]

☞ Urinausscheidung/Anleitung bzw. Beaufsichtigung[2]

☞ Urinausscheidung/Unterstützung[2]

☞ Urinflasche anlegen

☞ Toilettenstuhl bereitstellen

☞ Urinflasche, Steckbecken, Toilettenstuhl entleeren, reinigen und desinfizieren

☞ Entleeren des Urindrainagebeutels

☞ Wechseln des Urindrainagebeutels

☞ Hilfestellung nach Stuhlausscheidung

☞ Haut-, Körper- und Wäschepflege

☞ Vorlagenwechsel nach Stuhlausscheidung

☞ Vorlagenwechsel nach Urinausscheidung

☞ Kleidung richten

☞ Katheterpflege beim Blasenkatheter

☞ Katheterisieren/Frau

☞ Katheterisieren/Mann

☞ Katheterwechsel transurethral

☞ Klistier verabreichen

☞ Stomapflege durchführen

☞ Erfassen der Ausscheidungsintervalle

☞ Blasenentleerungstraining durchführen

☞ Überwachung der Vitalzeichen und des Allgemeinzustands

☞ _____

☞ _____

Mögliche Verweise auf andere Lebensaktivitäten:

– Essen und trinken können

– Vitale Funktionen aufrechterhalten können/Atmen/Regulieren der Körpertemperatur

– Sich bewegen können

– Sich sauber halten und kleiden können/Sich waschen (pflegen) und kleiden

– Für Sicherheit sorgen können

---

1 Stuhlausscheidung bei einem mobilen/immobilen Pflegebedürftigen
2 Urinausscheidung bei einem mobilen/immobilen Pflegebedürftigen

Zur Lebensaktivität „Ausscheiden können" gehören die geistige und körperliche Fähigkeit, die Ausscheidung selbstständig zu kontrollieren und zu realisieren. Die Vorbereitung, z. B. der Weg zur Toilette, das Entkleiden und die Gestaltung des zeitlichen Rhythmus sowie die Durchführung und Nachbereitung, wie Intimhygiene und das Ankleiden, werden selbstständig und sicher durchgeführt.

Merkmale	Graduierung/Einstufung
Entscheidung und Realisierung der Ausscheidung erfolgt sicher und selbstständig	Grad 0 selbstständig
Unterstützt selbstständig Miktion und/oder Defäkation durch Hilfsmittel wie Urinflasche/Steckbecken/Toilettenstuhl, regelmäßige Förderung der Ausscheidung durch z. B. Massage/manuelle Harnlösung, Katheterhygiene, selbstständige Anus-Praeter-Versorgung	Grad 1 bedingt selbstständig
Braucht zur Ausscheidung zeit-/teilweise personelle Hilfe (z. B. bei der Handhabung der Hilfsmittel, Anleitung zum Kontinenztraining, Aufforderung zum Toilettengang), Intimhygiene muss teilweise (z. B. nach Stuhlgang) übernommen werden	Grad 2 teilweise unselbstständig
Ständige personelle Hilfe bei Miktion und/oder Defäkation erforderlich	Grad 3 unselbstständig

Die 6 (In-)Kontinenzprofile nach dem Expertenstandard „Kontinenzförderung"

Ressourcen:

1. **Kontinenz:** kein unwillkürlicher Harnverlust, keine personelle Hilfe, keine Hilfsmittel
2. **Unabhängig erreichte Kontinenz:** kein unwillkürlicher Harnverlust, keine personelle Unterstützung, selbstständige Durchführung von Maßnahmen (intermittierender Selbstkatheterismus, Medikamente, Training)
3. **Abhängig erreichte Kontinenz:** kein willkürlicher Harnverlust, personelle Unterstützung bei der Durchführung von Maßnahmen

Pflegeprobleme:

4. **Unabhängig kompensierte Inkontinenz:** unwillkürlicher Harnverlust, keine personelle Unterstützung bei der Inkontinenzversorgung notwendig
5. **Abhängig erreichte Inkontinenz:** unwillkürlicher Harnverlust, personelle Unterstützung bei der Inkontinenzversorgung notwendig
6. **Nicht kompensierte Inkontinenz:** unwillkürlicher Harnverlust, keine Inanspruchnahme personeller Unterstützung und Versorgungsmaßnahmen

⏳ Sich beschäftigen können/Raum und Zeit gestalten

Formulierungshilfen für Ressourcen (Bitte jeweils individualisieren!)

☺ beschäftigt sich gern mit: _____

☺ kann den Zeitpunkt für das Aufstehen/Zu-Bett-Gehen selbst bestimmen

☺ ist in tägliche Abläufe integriert (Hauswirtschaft, Garten, Gruppen usw.)

☺ lädt gerne Angehörige/Freunde/Bekannte zu sich ein

☺ interessiert sich für: _____

☺ akzeptiert Hilfen bei der Tagesgestaltung

☺ ist kontaktfreudig

☺ ist orientiert (in Bezug auf: Zeit, Ort, Raum, Person und Situation)

☺ hat Selbstvertrauen

☺ kann sich mitteilen und Wünsche äußern

☺ ist motiviert

☺ kann Hilfsmittel nutzen

☺ hat Freude an

☺ sucht Beschäftigung

☺ ist entscheidungsfreudig

☺ _____

☺ _____

Formulierungshilfen für Pflegeprobleme (Bitte jeweils individualisieren und begründen!)

⚲ benötigt Hilfe bei der Gestaltung des Tagesablaufs

⚲ kann den Zeitpunkt für das Aufstehen/Zu-Bett-Gehen nicht selbst bestimmen

⚲ ist in keine täglichen Abläufe integriert (Hauswirtschaft, Garten, Gruppen usw.)

⚲ langweilt sich

⚲ reduzierter Antrieb

⚲ beeinträchtigtes Konzentrationsvermögen

⚲ lehnt Beschäftigungsangebote ab

⚲ kann frühere Beschäftigungen aufgrund von Einschränkungen nicht mehr ausüben

⚲ hat keine sinnvolle Aufgabe

⚲ eingeschränkte Beweglichkeit verhindert/erschwert frühere Hobbys

⚲ eingeschränkte Orientiertheit verhindert/erschwert frühere Hobbys

⚲ eingeschränkte Sinnesorgane verhindern/erschweren frühere Hobbys

⚲ reduziertes Selbstwertgefühl

⚲ benötigt Hilfe beim Einkaufen

⚲ lehnt Kontakte zu anderen ab

⚲ ist schnell erschöpft

⚲ kann nicht mehr selbst einkaufen

⚲ Isolationsgefahr aufgrund: _____

⚲ _____

⚲ _____

Formulierungshilfen für Pflegeziele (Bitte jeweils Evaluationsdaten angeben!)

- akzeptiert die Unterstützung
- nimmt an Beschäftigungsangeboten teil
- beschäftigt sich aus eigenem Antrieb heraus
- beschäftigt sich entsprechend ihren/seinen Fähigkeiten
- findet sinnvolle Beschäftigungen
- kann den Tag allein strukturieren
- zeigt Eigeninitiative
- interessiert sich für: _____
- lädt Angehörige/Freunde/Bekannte zu sich ein
- hat Hobbys und kann diese ausüben
- lernt gern Neues kennen
- ist neugierig
- erlebt einen ausgefüllten und sinnvollen Tagesablauf
- interessiert sich für seine Umwelt
- interessiert sich für die Nachrichten
- beteiligt sich an der Einkaufsfahrt (mit dem Rollstuhl)
- hat Hobbys und kann diesen nachgehen
- sucht sich neue Hobbys, die sie/er trotz Einschränkungen pflegen kann
- hat Erfolgserlebnisse
- nimmt Kontakt zu anderen auf
- _____
- _____

Formulierungshilfen für Pflegemaßnahmen
(Bitte inklusive „Wer/Wie/Was/Wann/Wo/Wie oft?"!)

- Teilnahme an Festen und Feiern
- gemeinsame Spaziergänge
- Kontakte fördern
- kleine Aufgaben zuteilen (soweit möglich, z. B. hauswirtschaftliche Tätigkeiten)
- Einkäufe möglichst gemeinsam tätigen
- für Beständigkeit und Routine im Tagesablauf sorgen
- jede Veränderung (Pflegerwechsel, Umzug u. a.) so langsam wie möglich vornehmen
- Uhr/Kalender/Orientierungstafeln verwenden
- für ausreichende Beleuchtung sorgen
- beobachten, ob der/die Patient/in Krankheitszeichen verschleiert
- Patient/in für jede Tätigkeit loben, die er/sie selbst verrichtet, z. B. mit Worten, durch Berührung, durch ein Lächeln
- das Selbstwertgefühl stärken, zu Tätigkeiten animieren
- Überforderungen beispielsweise durch Lärm und Gedränge vermeiden
- in einfachen, kurzen Sätzen sprechen
- langsam, aber deutlich und bestimmt sprechen

☞ Anschuldigungen ignorieren, nicht mit dem/der Patienten/in diskutieren

☞ den/die Patienten/in ablenken

☞ einfache Regeln und feste Gewohnheiten betonen

☞ auf bequeme, einfach anzuziehende Bekleidung achten

☞ Arbeitstherapie

☞ Ausflug

☞ Ergometertraining

☞ Gedächtnistraining

☞ Gymnastik (körperliche Bewegungsabläufe erhalten und fördern; Arme, Beine, Wirbelsäule, Finger, Schultern, Knie, Füße und Hüften gezielt trainieren)

☞ Kreativangebot

☞ Singkreis

☞ Sitztanz

☞ textiles Gestalten

☞ Malen

☞ Zehn-Minuten-Aktivierung

☞ Förderung der Feinmotorik (Malen, Handarbeit usw.)

☞ jahreszeitliche Orientierung fördern

☞ _____

☞ _____

Mögliche Verweise auf andere Lebensaktivitäten:

– Vitale Funktionen aufrechterhalten können/Atmen/Regulieren der Körpertemperatur

– Soziale Bereiche des Lebens sichern können/Sinn finden/Mit existentiellen Erfahrungen umgehen

– Sich situativ anpassen können/Sich als Frau, Mann oder Kind fühlen

– Ruhen und schlafen können

– Kommunizieren können

Hinweise aus den MDK-Richtlinien:

Zur Lebensaktivität „Sich beschäftigen können" gehört die geistige und körperliche Fähigkeit, geprägt durch Erlebnisse und Gewohnheiten, seine Zeit sinnvoll einzuteilen und sich entsprechend zu beschäftigen.

Merkmale	Graduierung/Einstufung
Selbstständige Zeitgestaltung	Grad 0 selbstständig
Hilfsmittel und/oder Anreize zur Beschäftigung sind notwendig, z. B. bei reduzierter geistiger/körperlicher Ausdauer	Grad 1 bedingt selbstständig
Braucht zeit-/teilweise personelle Hilfe	Grad 2 teilweise unselbstständig
Keine selbstständige Beschäftigung möglich	Grad 3 unselbstständig

🗣 Kommunizieren können

Formulierungshilfen für Ressourcen (Bitte jeweils individualisieren!)

☺ kann gut hören
☺ kann gut sehen
☺ benutzt ein Hörgerät und kann gut damit umgehen
☺ akzeptiert Hilfen
☺ kann sich mitteilen
☺ ist zeitlich orientiert
☺ ist örtlich orientiert
☺ ist zur Person orientiert
☺ ist zur Situation orientiert
☺ ist gut über das Krankheitsbild informiert
☺ unterhält sich gern mit anderen
☺ fühlt sich verstanden und akzeptiert
☺ Sprechfähigkeit teilweise erhalten
☺ kann sich mit Gestik und Mimik verständigen
☺ kann von den Lippen ablesen
☺ hat einen guten Tastsinn
☺ ist einsichtig
☺ ist geduldig
☺ ist motiviert
☺ ist kompromissbereit
☺ _____
☺ _____

Formulierungshilfen für Pflegeprobleme (Bitte jeweils individualisieren und begründen!)

⚲ ist schwerhörig/taub/stumm
⚲ kann sein/ihr Hörgerät nicht handhaben
⚲ benutzt das vorhandene Hörgerät nicht
⚲ ist blind bzw. sehr sehbehindert: _____
⚲ hat Sichtfeldeinschränkungen
⚲ hat motorische Sprachstörungen (Sprachbewegungen, Stottern)
⚲ hat sensorische Sprachstörungen (Sprachverständnis, Wortfindungsstörungen)
⚲ kann sich nicht mitteilen
⚲ ist zeitlich, örtlich, zur Person und zur Situation nicht/teilweise nicht orientiert
⚲ ist nicht/kaum über das Krankheitsbild informiert
⚲ lehnt Hautkontakt ab
⚲ ist zeitlich desorientiert
⚲ ist örtlich desorientiert
⚲ ist zur Person desorientiert
⚲ ist zur Situation desorientiert

- ♀ kann Emotionen nur schwer äußern
- ♀ hat Emotionen nicht unter Kontrolle (Wut, Ärger)
- ♀ versteckt Gefühle
- ♀ beeinträchtigte Gefühlswahrnehmung
- ♀ Denkstörungen
- ♀ _____
- ♀ _____

Formulierungshilfen für Pflegeziele (Bitte jeweils Evaluationsdaten angeben!)

- ✑ informiert sich über das Krankheitsbild
- ✑ fühlt sich verstanden
- ✑ spricht häufiger
- ✑ hat wieder regen Kontakt mit: _____
- ✑ macht sich verständlich
- ✑ akzeptiert Hilfen und Hilfsmittel (Brille, Hörgerät usw.)
- ✑ angepasste Kommunikationshilfen (Brille, Hörgerät usw.)
- ✑ spricht und versteht besser
- ✑ verständigt sich durch Gestik und Mimik
- ✑ lässt sich beim Sprechen mehr Zeit
- ✑ ist zeitlich besser orientiert
- ✑ ist örtlich besser orientiert
- ✑ ist zur Person besser orientiert
- ✑ ist situativ besser orientiert
- ✑ findet sich zurecht
- ✑ überprüft den eigenen Kommunikationsstil
- ✑ nimmt Emotionen wahr und lässt sie zu
- ✑ kann Wut und Ärger adäquat wahrnehmen und mitteilen
- ✑ fühlt sich akzeptiert
- ✑ fühlt sich sicher, ist angstfrei
- ✑ hat Selbstvertrauen
- ✑ strukturiert den Tag selbst
- ✑ nimmt eigene Wünsche wahr und äußert sie
- ✑ nimmt Gefühle wahr und äußert sie
- ✑ integriert sich in die Gesellschaft
- ✑ nimmt Kontakte zu anderen auf
- ✑ fühlt sich nicht isoliert
- ✑ _____
- ✑ _____

Formulierungshilfen für Pflegemaßnahmen

(Bitte inklusive „Wer/Wie/Was/Wann/Wo/Wie oft?"!)

☞ in einfachen kurzen Sätzen sprechen
☞ zum Sprechen ermutigen
☞ Schreibhilfen zur Verfügung stellen
☞ langsam und deutlich sprechen
☞ wichtige Informationen bei Bedarf wiederholen
☞ geduldig sein, dem/der Patienten/in Zeit zum Reagieren lassen
☞ Missstimmung entgegenwirken
☞ Situation erklären
☞ Zeit lassen, aktiv zuhören
☞ beruhigendes Gespräch
☞ intervenierendes Gespräch
☞ motivierendes Gespräch
☞ orientierendes Gespräch
☞ reflektierendes Gespräch
☞ situatives Gespräch
☞ Blickkontakt herstellen
☞ Hörgerät einsetzen und Funktionsweise erklären
☞ auf nonverbale Körpersprache achten
☞ zu nonverbaler Kommunikation (Mimik, Gestik, Schreiben) auffordern
☞ spezielle Medien anbieten (z. B. Blindenschrift, Hörkassetten)
☞ auf Wunsch etwas vorlesen
☞ Orientierungshilfen geben (realitätsorientiertes Training)
☞ Information über Tageszeiten, Örtlichkeiten, Personen, Situationen
☞ Angst und Aggressionen abbauen
☞ Kontakt zu Angehörigen und Freunden fördern
☞ _____
☞ _____

Mögliche Verweise auf andere Lebensaktivitäten:

– Sich beschäftigen können/Raum und Zeit gestalten
– Für Sicherheit sorgen können
– Soziale Bereiche des Lebens sichern können/Sinn finden/Mit existentiellen Erfahrungen umgehen
– Sich situativ anpassen können/Sich als Frau, Mann oder Kind fühlen

Hinweise aus den MDK-Richtlinien:

Zur Lebensaktivität „Kommunizieren können" gehören die geistige und körperliche Fähigkeit zum sinnhaften interpersonellen Austausch unter Berücksichtigung kultureller Gegebenheiten (Sprache, Hören, Sehen, Gestik, Mimik und Gefühle).

Merkmale	Graduierung/Einstufung
Kommunikation uneingeschränkt möglich	Grad 0 selbstständig
Kommunikation teilweise eingeschränkt, braucht Hilfsmittel zur Aufnahme oder Weitergabe von Mitteilungen, wie z. B. Hör-, Seh- und Sprechhilfen sowie computergesteuerte Medien	Grad 1 bedingt selbstständig
Kommunikation mit zeit-/teilweiser personeller Hilfe möglich, kommunikationsunterstützende Hilfsmittel reichen nicht aus	Grad 2 teilweise unselbstständig
Kommunikation nicht oder nur mit intensivem personellem Aufwand mit erheblichen Einschränkungen möglich	Grad 3 unselbstständig

Kommunizieren

Ruhen und schlafen können

Formulierungshilfen für Ressourcen (Bitte jeweils individualisieren!)

☺ altersentsprechender Tag-/Nachtrhythmus vorhanden
☺ bewältigt gelegentliche Schlafstörungen
☺ schläft gut
☺ nimmt Schlafstörungen wahr
☺ teilt Schlafstörungen mit
☺ kann mit Schlafstörungen umgehen
☺ akzeptiert Schlafstörungen
☺ akzeptiert ärztliche Anordnungen
☺ akzeptiert Hilfsmittel (Inkontinenzversorgung, genehmigtes Bettseitenteil)
☺ hält eine angemessene (Mittags-)ruhe
☺ kann Schlafbedürfnis äußern
☺ hat einen ausgeglichenen Tag-/Nachtrhythmus
☺ hat feste Schlafzeiten
☺ akzeptiert die ärztliche Therapie (medikamentöse Behandlung)
☺ hat folgende Schlafgewohnheiten _____
☺ ist mobil
☺ _____
☺ _____

Formulierungshilfen für Pflegeprobleme (Bitte jeweils individualisieren und begründen!)

♀ schläft bedingt selbstständig (häufige Anwendung von Einschlaf-/Durchschlafhilfen)
♀ Unruhe, ständige Schläfrigkeit zeit-/teilweise personelle Hilfe erforderlich
♀ (gelegentliche) Einschlafstörungen
♀ (gelegentliche) Durchschlafstörungen
♀ zeitweise (nachts, tagsüber) schwere Unruhezustände
♀ umgebungsbedingte Ruhestörungen (Licht, Unruhe usw.)
♀ kann Schlafbedürfnis nicht äußern
♀ benötigt Sedative/Schlafmittel
♀ Müdigkeit am Tag (Hangover-Effekt durch Medikamente)
♀ Tag-Nachtumkehr
♀ stark beeinträchtigter Tag-/Nachtrhythmus
♀ unausgeglichener Tag-/Nachtrhythmus
♀ Schlafstörungen aufgrund von Ängsten, Sorgen oder Trauer
♀ krankheitsbedingte Schlafstörungen aufgrund: _____
♀ Nykturie (nächtliches Wasserlassen)
♀ Somnolenz (Schläfrigkeit)
♀ reduziertes Schlafbedürfnis
♀ Schlaflosigkeit infolge innerer Unruhe

♀ Wahnvorstellungen

♀ _____

♀ _____

Formulierungshilfen für Pflegeziele (Bitte jeweils Evaluationsdaten angeben!)

- ausgeglichener Tag-/Nachtrhythmus
- innere Ruhe
- schläft ausreichend
- hat einen erholsamen Schlaf
- ausreichende und geregelte Ruhe- und Schlafphasen
- fühlt sich ausgeruht
- kennt Faktoren (Schlafrituale), die müde machen und kann diese anwenden
- fühlt sich nicht gestört
- umgebungsbedingte Störfaktoren sind ausgeschaltet
- umgebungsbedingte Störfaktoren sind reduziert
- frühzeitiges Erkennen von Veränderungen im Schlaf-Wach-Rhythmus
- fühlt sich ausgeruht
- schläft gut ein
- ist ausgeglichen
- schläft die Nacht gut durch
- fühlt sich sicher und geborgen
- ist angstfrei
- _____
- _____

Formulierungshilfen für Pflegemaßnahmen
(Bitte inklusive „Wer/Wie/Was/Wann/Wo/Wie oft?"!)

- Erhaltung der individuellen Schlafrituale
- schlaffördernde Maßnahmen (beruhigende Waschung, atemstimulierende Einreibung)
- gemeinsamen Tagesablauf planen und gestalten
- für Ruhe und bequeme (abgedunkelte) Umgebung sorgen
- Möglichkeiten zum Rückzug anbieten
- abendliche Beschäftigung anbieten (z. B. so genanntes Nachtcafé)
- über die Wirkungen/Nebenwirkungen der Sedative/Schlafmittel informieren
- Sedativa/Schlafmittel korrekt verabreichen (Dosis, Zeit), Einnahme beaufsichtigen
- Ohrenstöpsel anbieten
- über Ängste sprechen, Gesprächsbereitschaft zeigen
- gemeinsames Abendgebet
- gemeinsam den Tag reflektieren
- warme Milch mit Honig anbieten
- Melissentee anbieten
- Entspannungsübungen anbieten

☞ Lagerung nach Wunsch (soweit möglich)

☞ Nachtlicht, Dämmerlicht

☞ Radio anbieten (leise Meditationsmusik)

☞ _____

☞ _____

Mögliche Verweise auf andere Lebensaktivitäten:

– Für Sicherheit sorgen können
– Vitale Funktionen aufrechterhalten können/Atmen/Regulieren der Körpertemperatur
– Ausscheiden können
– Sich beschäftigen können/Raum und Zeit gestalten

Hinweise aus den MDK-Richtlinien:

Zur Lebensaktivität „Ruhen und schlafen können" gehört die Fähigkeit, einen regelmäßigen und altersentsprechenden Rhythmus sowie die Art und Weise von Wachen, Ruhen und Schlafen zu gestalten und aufrechtzuerhalten.

Merkmale	Graduierung/Einstufung
Altersentsprechender Tag-/Nachtrhythmus vorhanden, bewältigt gelegentliche Schlafstörungen	Grad 0 selbstständig
Durch häufige Anwendung von Einschlaf-/Durchschlafhilfen ist die Nachtruhe überwiegend gewährleistet, wie z. B. spezifische schlaffördernde Rituale, medikamentöse Unterstützung, Antischnarchmaske	Grad 1 bedingt selbstständig
Tagsüber und/oder nachts Unruhe, ständige Schläfrigkeit, zeit-/teilweise personelle Hilfe zur Aufrechterhaltung des Tag-/Nachtrhythmus erforderlich	Grad 2 teilweise unselbstständig
Tag-/Nachtrhythmus ist stark beeinträchtigt (z. B. nächtliche schwere Unruhe, ständige Somnolenz)	Grad 3 unselbstständig

Soziale Bereiche des Lebens sichern können/Sinn finden/ Mit existentiellen Erfahrungen umgehen

Formulierungshilfen für Ressourcen (Bitte jeweils individualisieren!)

- ☺ kann Kontakte selbstständig herstellen
- ☺ pflegt soziale Beziehungen/hat Kontakte zu: _____
  (Verwandten, Freunden, Bekannten, Vertrauensperson, Bezugsperson, Vereinen, Kirchen-gemeinden usw.)
- ☺ ist gut in die Betreuung integriert
- ☺ spricht über seine/ihre Sorgen
- ☺ lässt sich gern aktivieren und animieren
- ☺ setzt sich mit Fragen des eigenen Lebens und der Umwelt bewusst auseinander
- ☺ legt Wert auf ein gepflegtes Äußeres
- ☺ nimmt am gesellschaftlichen Leben teil
- ☺ zeigt Kooperationsverhalten
- ☺ zeigt Interesse
- ☺ hat Vertrauen
- ☺ hat Angehörige
- ☺ hat Gleichgesinnte
- ☺ hat einen Betreuer
- ☺ hat eine Bezugsperson
- ☺ hat keine Angst vor Nähe
- ☺ nimmt Unterstützungen an
- ☺ ist informiert
- ☺ lebt selbstbestimmend
- ☺ _____
- ☺ _____

Formulierungshilfen für Pflegeprobleme (Bitte jeweils individualisieren und begründen!)

- ⚲ benötigt Aktivierung
- ⚲ benötigt Hilfe bei der Kontaktpflege
- ⚲ hat keine Bezugsperson(en)
- ⚲ ist nur unzureichend in die Gemeinschaft integriert
- ⚲ lebt relativ isoliert, hat wenig/keine sozialen Kontakte außerhalb der Einrichtung
- ⚲ Gefahr von Einsamkeit und Depression
- ⚲ kann die Behinderung/Krankheit nicht akzeptieren
- ⚲ kann sich nicht um eigene Belange kümmern
- ⚲ verweigert notwendige Hilfen (Gefahr von z. B. Folgeerkrankungen, Suizidgedanken)
- ⚲ hat Angst vor dem neuen Lebensabschnitt
- ⚲ hat finanzielle Sorgen
- ⚲ leidet unter Depressionen

- ♀ reduzierter Antrieb
- ♀ kontaktscheu
- ♀ verweigert Kontakte
- ♀ lehnt Aktivitäten ab
- ♀ zeigt kein Interesse
- ♀ leidet unter Bewusstseinsstörungen
- ♀ verwechselt Personen
- ♀ Wahrnehmungsstörungen
- ♀ Verlust von Nähe und Distanz
- ♀ Generationskonflikte
- ♀ nicht beheizte, kalte Räume
- ♀ unordentlicher, verschmutzter Wohnraum
- ♀ Vernachlässigung von Post und Behördengängen
- ♀ Unterversorgung von Haustieren und Pflanzen
- ♀ fehlende finanzielle Mittel
- ♀ Einsamkeit, fühlt sich allein, fühlt sich isoliert
- ♀ _____
- ♀ _____

Formulierungshilfen für Pflegeziele (Bitte jeweils Evaluationsdaten angeben!)

- ♦ kann die Rufanlage bedienen
- ♦ fühlt sich sicher
- ♦ erkennt die Gefahr: _____
- ♦ findet sich zurecht
- ♦ spricht über seine/ihre Sorgen
- ♦ ist gut in die Betreuung integriert
- ♦ hat Vertrauen
- ♦ hat eine Bezugperson
- ♦ spricht über: _____
- ♦ nimmt Kontakte zu anderen auf
- ♦ hat Kontakte zu Angehörigen/Betreuer
- ♦ akzeptiert die Realität
- ♦ setzt sich bewusst mit der Umwelt auseinander
- ♦ akzeptiert einen neuen Lebensabschnitt
- ♦ hat wieder Selbstwertgefühl
- ♦ möchte soziale Belange selbst erledigen
- ♦ findet Sinn im Leben
- ♦ hat sich gut eingelebt
- ♦ kennt die Ursachen der Isolation
- ♦ lässt sich zur selbstständigen Haushaltsführung anleiten
- ♦ führt seinen/ihren Haushalt selbst (soweit möglich)
- ♦ ist gut informiert über: _____
- ♦ bekommt Besuche

👍 akzeptiert Zuwendung

👍 sucht Aufmerksamkeit

👍 findet Kontakte und hält sie aufrecht

👍 sucht soziale Kontakte

👍 freut sich auf Besuche

👍 freut sich auf: _____

👍 nimmt an Feierlichkeiten teil

👍 möchte gern in Gesellschaft sein

👍 fühlt sich nicht allein

👍 _____

👍 _____

Formulierungshilfen für Pflegemaßnahmen
(Bitte inklusive „Wer/Wie/Was/Wann/Wo/Wie oft?"!)

☞ Vertrauen aufbauen

☞ Wert schätzen

☞ häufige Ansprache

☞ Kontinuität vermitteln (vertraute Gewohnheiten, Routine, konstante Orte, Zeit, verlässliche Bezugspersonen)

☞ körperliche Zuwendung (Nähe geben und trotzdem Distanz wahren)

☞ Biografie beachten

☞ das Selbstwertgefühl stärken und aktivieren

☞ Cafébesuch

☞ Erzählkreis

☞ zu Festen und Feiern begleiten

☞ Frühstücksrunde

☞ Nachtcafé

☞ Gesellschaftsspiele

☞ gemeinsames Kaffeetrinken

☞ allgemeines Gruppenangebot

☞ kulturelles Gruppenangebot

☞ saisonales Gruppenangebot

☞ Tageszeitung anbieten (vorlesen)

☞ realitätsorientiertes Training

☞ tagesstrukturierende Maßnahmen

☞ Zehn-Minuten-Aktivierung

☞ Kontakte mit Angehörigen halten (Anrufe, Besuche, Feiern, Feste)

☞ Kontakte zu Mitmenschen herstellen

☞ Kontakte untereinander fördern (Team, menschliche Nähe und Zuwendung)

☞ keine Arbeiten abnehmen

☞ Unabhängigkeit vermitteln

☞ Allgemein- und Ernährungszustand erfassen

☞ finanzielle Situation und weiteren Unterstützungsbedarf ermitteln

☞ Lebensgewohnheiten ermitteln

☞ zur selbstständigen Haushaltsführung beraten und anleiten

☞ Unterstützung bei der Haushaltsführung (soweit erforderlich)

☞ Einkaufen

☞ Kochen, Bereitstellen der Nahrung

☞ Geschirr spülen

☞ Aufräumen, Reinigen der Wohnung dauerhaft sicherstellen

☞ Wechseln der Wäsche und Bettwäsche

☞ Schuhe putzen

☞ Heizen der Wohnung

☞ Pflegen und Füttern von Haustieren

☞ Pflanzen pflegen

☞ über Hilfsmittel und Unterstützungsmöglichkeiten informieren

☞ therapeutische Hilfen durch Beratungsstellen, Selbsthilfegruppen informieren

☞ Hilfe bei behördlichen Angelegenheiten sicherstellen, z. B. Pflegekasse, Sozialamt

☞ auf kontinuierliche psychosoziale Betreuung achten

☞ ärztliche Diagnostik veranlassen

☞ Ursachen und Ressourcen klären

☞ Kommunikation, Unterhaltung, Gedächtnistraining

☞ auf religiöse und kulturelle Bedürfnisse achten

☞ die Möglichkeit geben, dem Bedürfnis nach Religion nachzukommen (Meditation, Beten in der Gemeinschaft, gewohnter Kirchgang, Tagesgebet, Gottesdienst)

☞ Gespräche anbieten

☞ Rückzugsverhalten akzeptieren

☞ Nähe und Verständnis akzeptieren

☞ Krisenintervention

☞ individuelle Bewältigungsstrategien fördern

☞ Trauerarbeit unterstützen (z. B. Begleitung beim Friedhofbesuch)

☞ der Trauer Raum geben

☞ auf Wunsch Seelsorger informieren

☞ Sozialdienst bitten, finanzielle Mittel bereitzustellen

☞ soziale Situation erklären

☞ gemeinsame Pläne zur Lebensgestaltung erstellen

☞ Möglichkeiten zum Wohlfühlen anbieten, z. B. Bewegungs- und Entspannungsübungen

☞ _____

☞ _____

Mögliche Verweise auf andere Lebensaktivitäten:

– Sich beschäftigen können/Raum und Zeit gestalten
– Sich situativ anpassen können/Sich als Frau, Mann oder Kind fühlen
– Kommunizieren können
– Für Sicherheit sorgen können

Hierzu gehört die Fähigkeit, selbstständig soziale Kontakte aufzunehmen und aufrechtzuerhalten und sein Leben verantwortlich innerhalb des gesellschaftlichen Beziehungsgeflechts zu gestalten.

Merkmale	Graduierung/Einstufung
Lebensgestaltung selbstständig	Grad 0 selbstständig
Lebensgestaltung wird auf einen kleineren Radius reduziert, z. B. auf Familie, Nachbarn	Grad 1 bedingt selbstständig
Soziale Bezüge können nur durch zeit-/teilweise personelle Hilfe hergestellt und aufrechterhalten werden	Grad 2 teilweise unselbstständig
Kann soziale Kontakte nicht aufnehmen und aufrechterhalten, ist isoliert und/oder schädigt sich und/oder andere	Grad 3 unselbstständig

Soziale Bereiche ...

Transparenzkriterien

Die von ambulanten und stationären Pflegeeinrichtungen erbrachten Leistungen und ihre Qualität werden gemäß § 115 Abs. 1a des Pflege-Weiterentwicklungsgesetzes (vom 01.07.2009) veröffentlicht. Dazu haben der GKV-Spitzenverband, die Bundesarbeitsgemeinschaft der überörtlichen Träger der Sozialhilfe, die Bundesvereinigung der kommunalen Spitzenverbände und die Vereinigung der Träger der Pflegeeinrichtungen unter Beteiligung des Medizinischen Dienstes des Spitzenverbandes Bund der Krankenkassen (MDS) sich auf Systematiken festgelegt. Diese werden im Folgenden aufgeführt und mit Anmerkungen versehen, die zur Erfüllung dieser Transparenzkriterien in der Pflege beitragen. Pflegeeinrichtungen dient es als Checkliste für ihr Fehlermanagement und um Schwachstellen aufzudecken. Dem Verbraucher geben die Transparenzberichte wichtige Orientierungshilfen für die Entscheidungsfindung.

Für die **ambulante Pflege** wurden 49 Einzelkriterien vereinbart. Diese sind folgenden Bereichen zugeordnet:

– Pflegerische Leistungen (17)
– Ärztlich verordnete pflegerische Leistungen (10)
– Dienstleistungen und Organisation (10)
– Befragung der Kunden (12)

Für die **stationäre Pflege** wurden 82 Einzelkriterien vereinbart:

– Pflege und medizinische Versorgung (35)
– Umgang mit Demenzkranken (10)
– Soziale Betreuung und Alltagsgestaltung (10)
– Wohnen, Verpflegung, Hauswirtschaft und Hygiene (9)
– Befragung der Bewohner (18)

Für jedes Kriterium vergibt der MDK (Medizinischer Dienst der Krankenkassen) in den Qualitätsbereichen eine eigene Bewertung mit Noten von „sehr gut" (1) bis „mangelhaft" (5). Dann bekommt jeder Bereich eine Note, die sich aus dem Durchschnitt der Bewertungen seiner Kriterien ergibt. Die Befragung der Kunden/Bewohner geht nicht mit in die Bewertung ein, wird aber als separate Note veröffentlicht.

Transparenzkriterien der ambulanten Pflege

1 Pflegerische Leistungen in der ambulanten Pflege

1.1 Werden die individuellen Wünsche zur Körperpflege im Rahmen der vereinbarten Leistungserbringung berücksichtigt?

1.2 Werden die individuellen Wünsche zum Essen und Trinken im Rahmen der vereinbarten Leistungserbringung berücksichtigt?

1.3 Wurde die vereinbarte Leistung zur Flüssigkeitsversorgung nachvollziehbar durchgeführt?

1.4 Werden die individuellen Ressourcen und Risiken bei der Flüssigkeitsversorgung erfasst, wenn hierzu Leistungen vereinbart sind?

1.5 Wird der pflegebedürftige Mensch bzw. sein Angehöriger informiert bei erkennbaren Flüssigkeitsdefiziten?

1.6 Wurde die vereinbarte Leistung zur Nahrungsaufnahme nachvollziehbar durchgeführt?

1.7 Werden die individuellen Ressourcen und Risiken bei der Ernährung erfasst, wenn hierzu Leistungen vereinbart sind?

1.8 Wird der pflegebedürftige Mensch bzw. sein Angehöriger informiert bei erkennbaren Ernährungsdefiziten?

1.9 Werden individuelle Ressourcen und Risiken im Zusammenhang mit Ausscheidungen erfasst, wenn hierzu Leistungen vereinbart sind?

1.10 Wurde die vereinbarte Leistung zur Unterstützung bei Ausscheidungen/Inkontinenzversorgung nachvollziehbar durchgeführt?

1.11 Wenn bei der Erbringung von vereinbarten Leistungen beim pflegebedürftigen Menschen für den Pflegedienst ein individuelles Dekubitusrisiko erkennbar ist, wird dieses dann erfasst?

1.12 Wird im Rahmen der vereinbarten Leistung „Lagern" eine gewebeschonende Lagerung zur Vermeidung von Druckgeschwüren vorgenommen?

1.13 Werden die individuellen Risiken hinsichtlich der Kontrakturen bei der Erbringung der vereinbarten Leistungen berücksichtigt?

1.14 Werden die vereinbarten Leistungen zur Mobilität und deren Entwicklung nachvollziehbar durchgeführt?

1.15 Werden bei Menschen mit Demenz die biografischen und andere Besonderheiten bei der Leistungserbringung beachtet?

1.16 Werden die Angehörigen über den Umgang mit demenzkranken Pflegebedürftigen im Rahmen der Leistungserbringung informiert?

1.17 Liegen bei freiheitseinschränkenden Maßnahmen die notwendigen Einwilligungen oder Genehmigungen vor?

2 Ärztlich verordnete pflegerische Leistungen

2.1 Basieren die pflegerischen Maßnahmen zur Behandlung der chronischen Wunden oder des Dekubitus auf dem aktuellen Stand des Wissens?

2.2 Entspricht die Medikamentengabe der ärztlichen Verordnung?

2.3 Wird die Blutdruckmessung entsprechend der ärztlichen Verordnung durchgeführt, ausgewertet und werden hieraus die erforderlichen Konsequenzen gezogen?

2.4 Werden bei beatmungspflichtigen Menschen Vorbeugemaßnahmen gegen Pilzinfektionen in der Mundschleimhaut, Entzündungen der Ohrspeicheldrüse und Lungenentzündung sachgerecht durchgeführt?

2.5 Wird die Blutzuckermessung entsprechend der ärztlichen Verordnung durchgeführt, ausgewertet und werden hieraus die erforderlichen Konsequenzen gezogen?

2.6 Wird die Injektion entsprechend der ärztlichen Verordnung nachvollziehbar durchgeführt, dokumentiert und bei Komplikationen der Arzt informiert?

2.7 Wird mit Kompressionsstrümpfen/-verbänden sachgerecht umgegangen?

2.8 Wird die Katheterisierung der Harnblase entsprechend der ärztlichen Verordnung nachvollziehbar durchgeführt, dokumentiert und bei Komplikationen der Arzt informiert?

2.9 Wird die Stomabehandlung[1] entsprechend der ärztlichen Verordnung nachvollziehbar durchgeführt, dokumentiert und bei Komplikationen der Arzt informiert?

2.10 Ist bei behandlungspflegerischem Bedarf eine aktive Kommunikation mit dem Arzt nachvollziehbar?

3 Dienstleistung und Organisation in der ambulanten Pflege

3.1 Ist aus der Pflegedokumentation ersichtlich, dass ein Erstgespräch geführt wurde?

3.2 Wird durch den Pflegedienst vor Vertragsbeginn ein Kostenvoranschlag über die voraussichtlich entstehenden Kosten erstellt?

3.3 Gibt es wirksame Regelungen innerhalb des Pflegedienstes, die die Einhaltung des Datenschutzes sicherstellen?

3.4 Gibt es schriftliche Verfahrensanweisungen zum Verhalten der Pflegekräfte in Notfällen bei pflegebedürftigen Menschen?

3.5 Werden die Mitarbeiter regelmäßig in Erster Hilfe und Notfallmaßnahmen geschult?

3.6 Gibt es eine schriftliche Regelung zum Umgang mit Beschwerden?

3.7 Gibt es einen Fortbildungsplan, der sicherstellt, dass alle in der Pflege tätigen Mitarbeiter in die Fortbildungen einbezogen werden?

3.8 Ist der Verantwortungsbereich/sind die Aufgaben für die leitende Pflegefachkraft geregelt?

3.9 Ist der Verantwortungsbereich/sind die Aufgaben für die Mitarbeiter in der Hauswirtschaft geregelt?

3.10 Wird die ständige Erreichbarkeit und Einsatzbereitschaft des Pflegedienstes im Hinblick auf die vereinbarten Leistungen sichergestellt?

4 Befragung der Kunden in der ambulanten Pflege

4.1 Wurde mit Ihnen ein schriftlicher Pflegevertrag abgeschlossen?

4.2 Wurden Sie durch den Pflegedienst vor Leistungsbeginn darüber informiert, welche Kosten Sie voraussichtlich selbst übernehmen müssen?

4.3 Werden mit Ihnen die Zeiten der Pflegeeinsätze abgestimmt?

4.4 Fragen die Mitarbeiter des Pflegedienstes Sie, welche Kleidung Sie anziehen möchten?

4.5 Kommt ein überschaubarer Kreis von Mitarbeitern des Pflegedienstes zu Ihnen?

4.6 War der Pflegedienst bei Bedarf für Sie erreichbar und einsatzbereit?

4.7 Werden Sie von den Mitarbeitern des Pflegedienstes unterstützt/motiviert, sich teilweise oder ganz selber zu waschen?

4.8 Geben die Mitarbeiter Ihnen Tipps und Hinweise (Informationen) zur Pflege?

4.9 Hat sich nach einer Beschwerde etwas zum Positiven geändert?

---

1 Stomaträger sind Menschen mit künstlichem Darmausgang oder künstlicher Harnableitung.

4.10 Respektieren die Mitarbeiter des Pflegedienstes Ihre Privatsphäre?

4.11 Sind die Mitarbeiter höflich und freundlich?

4.12 Sind Sie mit den hauswirtschaftlichen Leistungen des Pflegedienstes zufrieden?

Transparenzkriterien der stationären Pflege

1 Pflegerische Leistungen in der stationären Pflege

1.1 Ist bei Bedarf eine aktive Kommunikation mit dem Arzt nachvollziehbar?

1.2 Entspricht die Durchführung der behandlungspflegerischen Maßnahmen den ärztlichen Anordnungen?

1.3 Entspricht die Medikamentenversorgung den ärztlichen Anordnungen?

1.4 Ist der Umgang mit Medikamenten sachgerecht?

1.5 Sind Kompressionsstrümpfe/-verbände sachgerecht angelegt?

1.6 Wird das individuelle Dekubitusrisiko erfasst?

1.7 Werden erforderliche Dekubitusprophylaxen durchgeführt?

1.8 Sind Ort und Zeitpunkt der Entstehung der chronischen Wunde/des Dekubitus nachvollziehbar?

1.9 Erfolgt eine differenzierte Dokumentation bei chronischen Wunden oder Dekubitus (aktuell, Verlauf nachvollziehbar, Größe, Lage, Tiefe)?

1.10 Basieren die Maßnahmen zur Behandlung der chronischen Wunden oder des Dekubitus auf dem aktuellen Stand des Wissens?

1.11 Werden die Nachweise zur Behandlung chronischer Wunden oder des Dekubitus (z.B. Wunddokumentation) ausgewertet und die Maßnahmen ggf. angepasst?

1.12 Erhalten Bewohner mit chronischen Schmerzen die verordneten Medikamente?

1.13 Werden individuelle Ernährungsressourcen und Risiken erfasst?

1.14 Werden erforderliche Maßnahmen bei Einschränkungen der selbstständigen Nahrungsversorgung durchgeführt?

1.15 Ist der Ernährungszustand angemessen im Rahmen der Einwirkungsmöglichkeiten der Einrichtung?

1.16 Werden individuelle Ressourcen und Risiken bei der Flüssigkeitsversorgung erfasst?

1.17 Werden erforderliche Maßnahmen bei Einschränkungen der selbstständigen Flüssigkeitsversorgung durchgeführt?

1.18 Ist die Flüssigkeitsversorgung angemessen im Rahmen der Einwirkungsmöglichkeiten der Einrichtung?

1.19 Wird bei Bewohnern mit Ernährungssonden der Geschmackssinn angeregt?

1.20 Erfolgt eine systematische Schmerzeinschätzung?

1.21 Kooperiert das Pflegeheim bei Schmerzpatienten eng mit dem behandelnden Arzt?

1.22 Werden bei Bewohnern mit Inkontinenz bzw. mit Blasenkatheter die individuellen Ressourcen und Risiken erfasst?

1.23 Werden bei Bewohnern mit Inkontinenz bzw. mit Blasenkatheter die erforderlichen Maßnahmen durchgeführt?

1.24 Wird das individuelle Sturzrisiko erfasst?

1.25 Werden Sturzereignisse dokumentiert?

1.26 Werden erforderliche Prophylaxen gegen Stürze durchgeführt?

1.27 Wird das individuelle Kontrakturrisiko erfasst?

1.28 Werden die erforderlichen Kontrakturprophylaxen durchgeführt?

1.29 Liegen bei freiheitseinschränkenden Maßnahmen Einwilligungen oder Genehmigungen vor?

1.30 Wird die Notwendigkeit der freiheitseinschränkenden Maßnahmen regelmäßig überprüft?

1.31 Wird die erforderliche Körperpflege den Bedürfnissen und Gewohnheiten des Bewohners entsprechend durchgeführt?

1.32 Wird die erforderliche Mund- und Zahnpflege den Bedürfnissen und Gewohnheiten des Bewohners entsprechend durchgeführt?

1.33 Wird die Pflege im Regelfall von denselben Pflegekräften durchgeführt?

1.34 Werden die Mitarbeiter regelmäßig in Erster Hilfe und Notfallmaßnahmen geschult?

1.35 Existieren schriftliche Verfahrensanweisungen zu Erster Hilfe und Verhalten in Notfällen?

2 Umgang mit demenzkranken Bewohnern in der stationären Pflege

2.1 Wird bei Bewohnern mit Demenz die Biografie des Heimbewohners beachtet und bei der Tagesgestaltung berücksichtigt?

2.2 Werden bei Bewohnern mit Demenz Angehörige und Bezugspersonen in die Planung der Pflege einbezogen?

2.3 Wird bei Bewohnern mit Demenz die Selbstbestimmung in der Pflegeplanung berücksichtigt?

2.4 Wird das Wohlbefinden von Bewohnern mit Demenz im Pflegealltag ermittelt und dokumentiert und werden daraus Verbesserungsmaßnahmen abgeleitet?

2.5 Sind zielgruppengerechte Bewegungs- und Aufenthaltsflächen vorhanden (auch nachts)?

2.6 Sind gesicherte Aufenthaltsmöglichkeiten im Freien vorhanden?

2.7 Gibt es identifikationserleichternde Milieugestaltung in Zimmern und Aufenthaltsräumen?

2.8 Wird mit individuellen Orientierungshilfen, z. B. Fotos, gearbeitet?

2.9 Werden dem Bewohner geeignete Angebote gemacht, z. B. zur Bewegung, Kommunikation oder Wahrnehmung?

2.10 Gibt es ein bedarfsgerechtes Speisenangebot für Bewohner mit Demenz?

3 Soziale Betreuung und Alltagsgestaltung in der stationären Pflege

3.1 Werden im Rahmen der sozialen Betreuung Gruppenangebote gemacht?

3.2 Werden im Rahmen der sozialen Betreuung Einzelangebote gemacht?

3.3 Veranstaltet das Pflegeheim jahreszeitliche Feste?

3.4 Gibt es Aktivitäten zur Kontaktaufnahme/Kontaktpflege mit dem örtlichen Gemeinwesen?

3.5 Gibt es Maßnahmen zur Kontaktpflege zu den Angehörigen?

3.6 Sind die Angebote der sozialen Betreuung auf die Struktur und Bedürfnisse der Bewohner ausgerichtet?

3.7 Gibt es Hilfestellungen zur Eingewöhnung in die Pflegeeinrichtung (z. B. Bezugspersonen, Unterstützung bei der Orientierung, Integrationsgespräch nach sechs Wochen)?

3.8 Wird die Eingewöhnungsphase systematisch ausgewertet?

3.9 Gibt es ein Angebot zur Sterbebegleitung auf der Basis eines Konzeptes?

3.10 Verfügt die Pflegeeinrichtung über ein Beschwerdemanagement?

4 Wohnen, Verpflegung, Hauswirtschaft und Hygiene in der stationären Pflege

4.1 Ist die Gestaltung der Bewohnerzimmer z. B. mit eigenen Möbeln, persönlichen Gegenständen und Erinnerungsstücken sowie die Entscheidung über ihre Platzierung möglich?

4.2 Wirken die Bewohner an der Gestaltung der Gemeinschaftsräume mit?

4.3 Ist der Gesamteindruck der Einrichtung im Hinblick auf Sauberkeit und Hygiene gut (z. B. optische Sauberkeit, Ordnung, Geruch)?

4.4 Kann der Zeitpunkt des Essens im Rahmen bestimmter Zeitkorridore frei gewählt werden?

4.5 Wird Diätkost, z. B. für Menschen mit Diabetes, angeboten?

4.6 Ist die Darbietung von Speisen und Getränken an den individuellen Fähigkeiten der Bewohner orientiert (z. B. wird die Nahrung nur bei tatsächlicher Notwendigkeit klein geschnitten oder als passierte Kost serviert)?

4.7 Wird der Speiseplan in gut lesbarer Form bekannt gegeben?

4.8 Orientieren sich die Portionsgrößen an den individuellen Wünschen der Bewohner?

4.9 Werden Speisen und Getränke in für die Bewohner angenehmen Räumlichkeiten und entspannter Atmosphäre angeboten?

5 Befragung der Bewohner in der stationären Pflege

5.1 Wird mit Ihnen der Zeitpunkt von Pflege- und Betreuungsmaßnahmen abgestimmt?

5.2 Entscheiden Sie, ob Ihre Zimmertür offen oder geschlossen gehalten wird?

5.3 Werden Sie von den Mitarbeitern motiviert, sich teilweise oder ganz selber zu waschen?

5.4 Sorgen die Mitarbeiter dafür, dass Ihnen z. B. beim Waschen außer der Pflegekraft niemand zusehen kann?

5.5 Hat sich für Sie etwas zum Positiven geändert, wenn Sie sich beschwert haben?

5.6 Entspricht die Hausreinigung Ihren Erwartungen?

5.7 Können Sie beim Mittagessen zwischen verschiedenen Gerichten auswählen?

5.8 Sind die Mitarbeiter höflich und freundlich?

5.9 Nehmen sich die Pflegenden ausreichend Zeit für Sie?

5.10 Fragen die Mitarbeiter der Pflegeeinrichtung Sie, welche Kleidung Sie anziehen möchten?

5.11 Schmeckt Ihnen das Essen i. d. R.?

5.12 Sind Sie mit den Essenszeiten zufrieden?

5.13 Bekommen Sie Ihrer Meinung nach jederzeit ausreichend zuzahlungsfrei zu trinken angeboten?

5.14 Entsprechen die sozialen und kulturellen Angebote Ihren Interessen?

5.15 Wird Ihnen die Teilnahme an Beschäftigungsangeboten ermöglicht?

5.16 Werden Ihnen Aufenthaltsmöglichkeiten im Freien angeboten?

5.17 Können Sie jederzeit Besuch empfangen?

5.18 Erhalten Sie die zum Waschen abgegebene Wäsche zeitnah, vollständig und in einwandfreiem Zustand aus der Wäscherei zurück?

Erforderliche Dokumentationsunterlagen des ambulanten Pflegedienstes gemäß der Transparenzkriterien

Folgende Unterlagen werden vom ambulanten Pflegedienst zur Prüfung vorgelegt:

- Aufstellung über die Anzahl aller versorgten Personen (SGB XI, SGB V, Selbstzahler, Sonstige) sowie Pflegestufendifferenzierung der Leistungsempfänger nach SGB XI mit Datum
- Aufstellung über die Anzahl der Pflegebedürftigen mit:
  - Wachkoma
  - Beatmungspflicht
  - Dekubitus
  - Blasenkatheter
  - PEG-Sonde
  - Fixierung
  - Kontraktur
  - vollständiger Immobilität
  - Tracheostoma
  - MRSA
  - Diabetes mellitus
- Versorgungsvertrag des Pflegedienstes/Strukturerhebungsbogen
- Blanko-Pflegevertrag
- Ausbildungsnachweis der verantwortlichen Pflegefachkraft
- Weiterbildungsnachweis der verantwortlichen Pflegefachkraft
- Ausbildungsnachweis der stellvertretenden verantwortlichen Pflegefachkraft
- Pflegebezogene Ausbildungsnachweise der pflegerischen Mitarbeiter
- Aufstellung aller in der Pflege tätigen Mitarbeiter mit Name, Berufsausübung und Beschäftigungsumfang
- Aktuelle Handzeichenliste
- Liste der vom Pflegedienst vorgehaltenen Pflegehilfsmittel/Hilfsmittel
- Dienstpläne
- Touren-, Einsatzpläne
- Organigramm
- Pflegeleitbild
- Pflegekonzept
- Pflegedokumentationssystem
- Stellenbeschreibungen
- Nachweise über Pflegevisiten
- Nachweise über Fallbesprechungen

- Nachweise über Informationsweitergabe
- Nachweise über Dienstbesprechungen
- Konzept zur Einarbeitung neuer Mitarbeiter
- Fortbildungsplan
- Nachweise interne Fortbildung
- Nachweise externe Fortbildung
- Nachweise zum einrichtungsinternen Qualitätsmanagement
- Nachweise externes Qualitätsmanagement
- Leitlinien/Richtlinien/Standards
- Hygienestandard/-plan/-konzept
- Konzept zum Beschwerdemanagement
- Regelungen zum Umgang mit personenbezogenen Notfällen.

Erforderliche Dokumentationsunterlagen für die stationäre Pflegeeinrichtung gemäß der Transparenzkriterien

Folgende Unterlagen werden von der stationären Pflegeeinrichtung zur Prüfung vorgelegt:

- Aufstellung über die Anzahl der vorgehaltenen und belegten Wohnplätze sowie der versorgten Bewohner, differenziert nach Wohnbereichen und Pflegestufen mit Datum
- Wohnbereichsbezogene Aufstellung über die Anzahl der Bewohner mit:
  - Wachkoma
  - Beatmungspflicht
  - Dekubitus
  - Blasenkatheter
  - PEG-Sonde
  - Fixierung
  - Kontraktur
  - vollständiger Immobilität
  - Tracheostoma
  - MRSA
  - Diabetes mellitus
- Versorgungsvertrag der Einrichtung/Strukturerhebungsbogen
- Ausbildungsnachweis der verantwortlichen Pflegefachkraft
- Weiterbildungsnachweis der stellvertretenden verantwortlichen Pflegefachkraft
- Pflegebezogene Ausbildungsnachweise der pflegerischen Mitarbeiter
- Aufstellung aller in der Pflege und Betreuung tätigen Mitarbeiter mit Name, Berufsausbildung und Beschäftigungsumfang
- Aktuelle Handzeichenliste
- Liste der von der Einrichtung vorgehaltenen Pflegehilfsmittel/Hilfsmittel
- Nachweise über Fallbesprechungen
- Nachweise über Informationsweitergabe
- Konzept zur Einarbeitung neuer Mitarbeiter

- Fortbildungsplan
- Nachweise interner Fortbildung
- Nachweise externer Fortbildung
- Nachweise zum einrichtungsinternen Qualitätsmanagement
- Pflegestandards/Leitlinien/Richtlinien
- Hygienestandards/-plan/-konzept
- Konzept zum Beschwerdemanagement
- Regelungen zum Umgang mit personenbezogenen Notfällen
- Hauswirtschaftsbezogene Ausbildungsnachweise der hauswirtschaftlichen Mitarbeiter.

Vordrucke zur Dokumentation der Pflege

Hinweis:

Für alle Vordrucke gilt, dass deren Vorgaben und Eintragungen fachlich fundiert sein müssen. Nicht vergessen werden darf, dass Risikoeinschätzungen auch aus der eigenen Erfahrung der Pflegefachkraft heraus getroffen werden können. Aus Gründen der Einheitlichkeit und der systematischen Pflege sowie aufgrund der Beweislastigkeit bieten Übersichten, Listen und Vordrucke brauchbare, unterstützende und absichernde Hilfen zur praktischen Umsetzung pflegewissenschaftlicher Erkenntnisse. Hinsichtlich des kontinuierlichen Verbesserungsprozesses der Pflegequalität sei insbesondere auf die nicht starr festgelegte, sondern individuell gestaltbare Anwendung hingewiesen.

Stammblatt

Einrichtung:		Erstellungsdatum:
Name, Vorname (Adresse/Tel.):	**Pflegekasse:**	**Krankenkasse:**
Bezugspersonen (Adressen/Tel.):		**Betreuer/in** (Adresse/Tel.):
Geburtsname:	**Pflegestufe:**	**Vers.-Nr.:**
Staatsangehörigkeit:	**Familienstand:**	**Konfession:**

Aufgabenbereich bei gesetzlicher Betreuung:	Freiheitsbeschränkende Maßnahmen:
☐ Gesundheitsfürsorge	☐ Bettseitenteile
☐ Aufenthaltsbestimmung	☐ Fixiergurte: _____
☐ Vermögensvorsorge	☐ Einwilligung
☐ Post	☐ Ärztl. Anordnung
☐ Sonstiges: _____	☐ Richterl. Genehmigung

Hilfsmittel:	Pflegediagnosen:	Allergien:
☐ Zahnprothese		
☐ Brille		
☐ Kontaktlinsen		
☐ Toilettenstuhl		
☐ Rollstuhl		**Anfallsleiden:**
☐ Gehhilfen		
☐ Lifter		
☐ Ernährungspumpe		
☐ Pflegebett		
☐ Bettseitenteile	**Behandelnde Ärzte:**	**Ausgeliehene Hilfsmittel:**
☐ Bettseitenteilschoner		
☐ Aufrichter		
☐ Wechseldruckmatratze		
☐ Antidekubitusmatratze		
☐ Arm-/Beinprothese		
☐ Sonstiges: _____		

Aufnahme-/Entlassungsdaten:	Wünsche:	Sonstiges:

Pflegeanamnese

Pflegeanamnese (I. Teil) vom: _____

für Herrn/Frau: _____ Geburtsdatum: _____

▦ Vitale Funktionen aufrechterhalten können (Atmen, Regulieren der Körpertemperatur)

_____

_____

_____

_____

☯ Sich situativ anpassen können (Biografie, Schmerzen, Angst)

_____

_____

_____

_____

🔒 Für Sicherheit sorgen können (Selbst-/Fremdgefährdung, Sturzgefahr, Fixierung)

_____

_____

_____

_____

🚲 Sich bewegen können (Art der Einschränkung, Hilfsmittel, Dekubitus, Kontrakturen)

_____

_____

_____

_____

🌢 Sich sauber halten und kleiden können (Haut-, Mund-, Zahn-, Haar- und Nagelpflege, Hilfsmittel)

_____

_____

_____

_____

Pflegeanamnese (II. Teil) vom: _____

für Herrn/Frau: _____ Geburtsdatum: _____

🍽 Essen und trinken können (Ernährungszustand, Trinkmenge, Hilfsmittel, Hilfebedarf)

_____

_____

_____

_____

👫 Ausscheiden können (Wasserlassen, Stuhlgang, Inkontinenz, Hilfsmittel, Hilfebedarf)

_____

_____

_____

_____

⧗ Sich beschäftigen können (Tagesstruktur, Gewohnheiten, Hobbys, Interessen)

_____

_____

_____

_____

🗣 Kommunizieren können (Hören, Sehen, Sprechen, Erinnern, Orientierung, Bewusstsein)

_____

_____

_____

_____

🛏 Ruhen und schlafen können (Ein-/Durchschlafstörungen, Mittagsschlaf, Schlafgewohnheiten)

_____

_____

_____

👪 Soziale Bereiche des Lebens sichern können (Familie, Freunde, Kontaktfähigkeit)

_____

_____

_____

Bartel-Index

Der Bartel-Index ist die weltweit am häufigsten verwendete Skala zur Ermittlung der Selbsthilfeleistung. Er bietet darüber hinaus Formulierungshilfen zur Pflegeplanung, die die Pflegenden bei der Formulierung von Pflegeproblemen, Ressourcen, Pflegezielen und -maßnahmen verwenden können. Die Punktwerte der zehn Einheiten werden dabei addiert und der ermittelte Gesamtpunktewert stellt ein Maß für die Selbstständigkeit eines Patienten dar:

0 = völlig unselbstständig   **bis 100** = völlig selbstständig

n. m. = nicht möglich   **m. U.** = mit Unterstützung   **selb.** = selbstständig

		Punkte

1. **Essen und Trinken** (m. U., wenn Speisen vor dem Essen zurechtgeschnitten werden müssen)

   n. m. = 0 ☐   m. U. = 5 ☐   selb. = 10 ☐   _____

2. **Umsteigen aus dem Rollstuhl ins Bett und umgekehrt** (einschl. Aufsitzen im Bett)

   n. m. = 0 ☐   m. U. = 5/10 ☐   selb. = 15 ☐   _____

3. **Persönliche Pflege** (Gesicht waschen, Kämmen, Rasieren, Zähne putzen)

   n. m. = 0 ☐   m. U. = 0 ☐   selb. = 5 ☐   _____

4. **Benutzung der Toilette** (An-/Auskleiden, Körperreinigung, Wasserspülung)

   n. m. = 0 ☐   m. U. = 5 ☐   selb. = 10 ☐   _____

5. **Baden/Duschen**

   n. m. = 0 ☐   m. U. = 0 ☐   selb. = 5 ☐   _____

6. **Gehen auf ebenem Untergrund**

   n. m. = 0 ☐   m. U. = 5 ☐   selb. = 10 ☐   _____

6 a. **Fortbewegen mit dem Rollstuhl auf ebenem Untergrund** (wenn Nr. 6 nicht möglich)

   n. m. = 0 ☐   m. U. = 0 ☐   selb. = 5 ☐   _____

7. **Treppensteigen auf/ab**

   n. m. = 0 ☐   m. U. = 5 ☐   selb. = 10 ☐   _____

8. **An-/Ausziehen** (einschl. Schuhe binden, Knöpfe schließen)

   n. m. = 0 ☐   m. U. = 5 ☐   selb. = 10 ☐   _____

9. **Stuhlkontrolle**

   n. m. = 0 ☐   m. U. = 5 ☐   selb. = 10 ☐   _____

10. **Harnkontrolle**

   n. m. = 0 ☐   m. U. = 5 ☐   selb. = 10 ☐   _____

Summe (Punkte) =

Erfassung der sozialen Situation in der Geriatrie (I. Teil)

[nach Nikolaus et al. 1995]

I. Soziale Kontakte und Unterhalten

Punkte*

1. Wie leben Sie?
- schon lang allein   1 ☐
- seit kurzem allein (< 1 Jahr)   0 ☐
- bei Familienangehörigen oder mit rüstigem Partner   1 ☐
- mit Lebenspartner, der selbst Hilfe braucht   0 ☐

2. Haben Sie Personen (auch professionelle Helfer), auf die Sie sich verlassen und die Ihnen zu Hause regelmäßig helfen können? (aufzählen!)

_____

_____

- Bezugspersonen vorhanden   1 ☐
- keine Bezugspersonen vorhanden (weiter mit Frage 5)   0 ☐

3. Wie oft sehen Sie diese Personen?
- mehrmals täglich/jeden Tag   1 ☐
- ein-/mehrmals in der Woche   1 ☐
- selten (ein- bis zweimal im Monat)   0 ☐
- (fast) nie   0 ☐

4. Wie ist Ihr Verhalten zu o.g. Personen?
- Beziehung harmonisch und vertrauensvoll   1 ☐
- Beziehung teilweise konfliktbeladen und gespannt   0 ☐

5. Wie haben sich in letzter Zeit Ihre Kontakte entwickelt?
- habe neue Bekannte gewonnen   1 ☐
- keine Veränderung   1 ☐
- einige Kontakte habe ich aufgeben müssen   0 ☐
- habe nahezu alle wichtigen Kontakte verloren (z.B. Lebenspartner verstorben)   0 ☐

6. Sind Sie mit diesem Zustand zufrieden?
- fühle mich rundum gut versorgt   1 ☐
- es geht so, man muss zufrieden sein   0 ☐
- fühle mich einsam und im Stich gelassen   0 ☐

* Bitte die zutreffende Punktzahl markieren und addieren.

I. Summe: _____

Erfassung der sozialen Situation in der Geriatrie (II. Teil)

II. Soziale Aktivitäten

1. Welchen Beruf haben Sie ausgeübt?

2. Haben Sie Hobbys oder Interessen, die Sie noch regelmäßig betreiben? (aufzählen!)

– Hobbys/Interessen vorhanden	1 ☐
– keine Hobbys/Interessen	0 ☐

3. Haben Sie ein Haustier?

– ja	1 ☐
– nein	0 ☐

4. Wie oft verlassen Sie Ihre Wohnung? (Einkaufen, Erledigungen, Spazierengehen, [Arzt-]Besuche, Garten usw.)

– täglich	1 ☐
– mindestens ein- bis zweimal in der Woche	1 ☐
– seltener als einmal pro Woche	0 ☐
– (fast) nie	0 ☐

5. Wie haben sich in letzter Zeit Ihre Interessen entwickelt?

– habe noch neue Pläne und Interessen	1 ☐
– keine Veränderung	1 ☐
– habe einige Interessen aufgeben müssen	0 ☐
– habe fast alle Interessen verloren	0 ☐

6. Sind Sie mit diesem Zustand zufrieden?

– voll und ganz, fühle mich nicht beeinträchtigt	1 ☐
– fühle mich schon eingeschränkt, muss zufrieden sein	0 ☐
– nein, bin durch Alter/Krankheit stark behindert	0 ☐

* Bitte die zutreffende Punktzahl markieren und addieren.   II. Summe: _____

Erfassung der sozialen Situation in der Geriatrie (III. Teil)

III. Wohnsituation

Punkte*

1. Treppen
- Wohnung im Erdgeschoss oder Lift im Haus ... 1 ☐
- viele Treppen, erster Stock oder höher ... 0 ☐

2. Komfort
- Wohnung eingeschossig, geräumig und rollstuhlgängig ... 1 ☐
- beengte Verhältnisse, Türschwellen, viele Teppiche ... 0 ☐
- mehrere Wohnebenen, nicht rollstuhlgeeignet ... 0 ☐

3. Heizung
- gut und bequem beheizbar (Öl- oder Gaszentralheizung) ... 1 ☐
- schlecht und mühsam heizbar (Kohle- oder Ölofen) ... 0 ☐

4. Wasser
- warmes Wasser in Küche und/oder Bad ... 1 ☐
- kein warmes Wasser vorhanden ... 0 ☐

5. Bad/WC
- innerhalb der Wohnung, rollstuhlgeeignet ... 1 ☐
- klein, nicht rollstuhlgängig, außerhalb der Wohnung ... 0 ☐

6. Telefon
- vorhanden ... 1 ☐
- nicht vorhanden ... 0 ☐

7. Beleuchtung
- Treppenhaus und Flure hell, genügend Lichtschalter ... 1 ☐
- Treppenhaus und Flure schummrig beleuchtet ... 0 ☐
- wenig Lichtschalter ... 0 ☐

8. Einkaufen
- alle Geschäfte des täglichen Bedarfs leicht erreichbar ... 1 ☐
- nur Bäcker/Metzger in der Nähe ... 0 ☐
- alle Geschäfte weiter entfernt ... 0 ☐

9. Nahverkehr
- Haltestelle in der Nähe (< 1 km) ... 1 ☐
- nächste Haltestelle weiter entfernt ... 0 ☐

10. Wohndauer
- wohnt schon lange Zeit in der Wohnung (> 5 Jahre) ... 1 ☐
- hat innerhalb der letzten 5 Jahre Wohnung bezogen ... 0 ☐

11. Fühlen Sie sich in Ihrer Wohnung und der Wohngegend wohl?
- bin mit der Wohnsituation sehr zufrieden ... 1 ☐
- geht so, muss zufrieden sein ... 0 ☐
- bin unzufrieden ... 0 ☐

*Bitte die zutreffende Punktzahl markieren und addieren.

III. Summe: _____

Erfassung der sozialen Situation in der Geriatrie (IV. Teil)

IV. Ökonomische Verhältnisse[1]

Punkte*

1. Wie viel Geld steht Ihnen monatlich zur Verfügung?

_____

2. Kommen Sie mit Ihrem Geld gut über die Runden?
- ja   1 ☐
- es geht so; muss schon sehen, dass ich damit zurechtkomme   0 ☐
- nein, schlecht   0 ☐

3. Haben Sie Ersparnisse, Vermögen (eigenes Haus)? (aufzählen!)

_____

_____

- ja, ausreichend   1 ☐
- nur wenig   0 ☐
- nein   0 ☐

4. Regeln Sie Ihre Finanzen selbst?
- ja   1 ☐
- nein   0 ☐

* Bitte die zutreffende Punktzahl markieren und addieren.

IV. Summe: _____

I. Summe: _____

II. Summe: _____

III. Summe: _____

IV. Summe: _____

Gesamtsumme: _____

Auswertung: Gesamtsummen unter 17 Punkten weisen nach Nikolaus auf eine erschwerte Wiedereingliederung hin und erfordern einen Hausbesuch oder die Kontaktaufnahme mit einem Sozialdienst.

---

1 Beachte: Die Angaben unterliegen einem strengen Datenschutz! Die Ermittlung dieser Daten erfordert eine besondere Erlaubnis.

Nurses Observation Scale for Geriatric Patients (NOSGER)

[nach Brunner/Spiegel (1990); Wahle/Häller/Spiegel (1996)]

Wenn eine Eigenanamnese (z. B. bei starker Bewusstseinseinschränkung) schwierig oder unmöglich ist, erfolgt die Fremdanamnese mittels Befragung von Bezugspersonen:

Fragen zur Fremdanamnese	immer	meistens	oft	hin und wieder	nie
1. Kann sich ohne Hilfe rasieren/schminken, Haare kämen.					
2. Verfolgt bestimmte Sendungen im Radio oder Fernsehen.					
3. Sagt, er/sie sei traurig.					
4. Ist unruhig in der Nacht.					
5. Nimmt Anteil an den Vorgängen im Zimmer.					
6. Bemüht sich um Ordnung im Zimmer.					
7. Kann den Stuhlgang kontrollieren.					
8. Setzt eine Unterhaltung nach einer Unterbrechung richtig fort.					
9. Kann kleine Besorgungen (Zeitung, Esswaren) selber machen.					
10. Sagt, er/sie fühle sich wertlos.					
11. Pflegt ein Hobby.					
12. Wiederholt im Gespräch immer wieder den gleichen Punkt.					
13. Wirkt traurig oder weinerlich.					
14. Wirkt sauber und ordentlich.					
15. Läuft davon.					
16. Kann sich an Namen von engen Freunden erinnern.					
17. Hilft anderen, so weit körperlich dazu im Stande.					
18. Verlässt das Haus in ungeeigneter Kleidung.					
19. Kann sich in der gewohnten Umgebung orientieren.					
20. Ist reizbar und zänkisch, wenn man ihn/sie etwas fragt.					
21. Nimmt Kontakt mit Personen in der Umgebung auf.					
22. Erinnert sich, wo Kleider und andere Dinge liegen.					
23. Zeigt herausforderndes Verhalten (in Worten und Taten).					
24. Kann die Blasenfunktion (Urin) kontrollieren.					
25. Erscheint gut gelaunt.					
26. Hält den Kontakt zu Bezugspersonen aufrecht.					
27. Verwechselt Personen.					
28. Freut sich auf gewisse Ereignisse.					
29. Wirkt im Kontakt mit Bezugspersonen freundlich und positiv.					
30. Ist eigensinnig: Hält sich nicht an Anweisungen und Regeln.					

Zu beurteilen ist das Verhalten des Pflegebedürftigen in den letzten 14 Tagen.

Wo hat sich die/der Pflegebedürftige in den letzten 14 Tagen aufgehalten?

_____

_____

Biografiebogen

Anwesende bei der Anleitung zur biografischen Selbstreflexion:

Datum: _____

Name, Vorname	
Familienstand/ Lebenspartner	Tel.: Adresse:
Religion/Glaube	
Kinder/Enkel	Tel.: Adresse:
	Tel.: Adresse:
	Tel.: Adresse:
Kindheit/Jugend	
Schulbildung/ Ausbildung/Beruf	
Wohn- und Lebens- verhältnisse	
Bezugspersonen	Tel.: Adresse:
	Tel.: Adresse:
Interessen	Früher: Heute:
Gewohnheiten/Rituale	
Prägende Ereignisse	
Umgang mit der Erkrankung	
Umgang mit Tod und Sterben	
Sonstiges	

_____
Unterschrift der Pflegefachkraft

Mini-Mental-Test

Erfassung der Demenz mit dem Mini-Mental-Test (Folstein-Test)

Max. Punkte	Parameter/Test
5	**1. Orientierung zeitlich** Welches Jahr? Jahreszeit/Monat/Wochentag/Datum heute (Jeweils ein Punkt)
5	**2. Orientierung örtlich** Wo sind wir? Land/Bundesland/Ort/Klinik-Praxiseinrichtung/Arztname (Jeweils ein Punkt)
3	**3. Aufnahmefähigkeit** Nachsprechen der drei Worte: Apfel/Pfennig/Tisch (Ein Wort pro Sekunde, drei Punkte)
5	**4. Aufmerksamkeit und Rechnen** Von 100 jeweils 7 subtrahieren (93/86/79/72/65) oder das Wort Stuhl rückwärts buchstabieren (Pro Antwort ein Punkt, nach fünf Antworten aufhören)
3	**5. Gedächtnis** Frage nach den unter 3. nachgesprochenen Worten (Apfel/Pfennig/Tisch) (Pro richtiger Begriff ein Punkt)
3	**6. Sprache** Benennen der Gegenstände: Bleistift/Kugelschreiber (Ein Punkt), Uhr (Ein Punkt) Nachsprechen: „Wie Du mir, so ich Dir." (Ein Punkt)
3	**7. Befehlsausübung dreiteilig** „Nehmen Sie das Blatt in die rechte Hand, falten Sie es in der Mitte und legen Sie es auf den Boden!" (Jeder Teil ein Punkt)
1	**8. Lesen und Ausführen** Extrablatt vorbereiten! Folgendes lesen und ausführen: „Schließen Sie Ihre Augen!" (Ein Punkt für beides)
1	**9. Schreiben** „Schreiben Sie einen x-beliebigen Satz!" (Mindestens ein Subjekt und ein Verb) Nicht diktieren, muss spontan geschrieben werden! (Ein Punkt)
1	**10. Kopieren (konstruktive Praxis)** Extrablatt vorbereiten und zwei sich überschneidende Fünfecke (Geometrische Figur) nachzeichnen lassen (Ein Punkt)

_____ **(Summe)**

Auswertung:
25–30 Punkte = keine Demenz
22–24 Punkte = mäßige Demenz
 0–21 Punkte = erhebliche Demenz

Geriatrische Depressionsskala (GDS)

[Yesavage et al. 1983]

1. Sind Sie grundsätzlich mit Ihrem Leben zufrieden?	ja ☐	nein ☐
2. Haben Sie viele Ihrer Aktivitäten und Interessen aufgegeben?	ja ☐	nein ☐
3. Haben Sie das Gefühl, Ihr Leben sei unausgefüllt?	ja ☐	nein ☐
4. Ist Ihnen oft langweilig?	ja ☐	nein ☐
5. Sind Sie die meiste Zeit guter Laune?	ja ☐	nein ☐
6. Haben Sie Angst, dass Ihnen etwas Schlimmes zustoßen wird?	ja ☐	nein ☐
7. Fühlen Sie sich die meiste Zeit glücklich?	ja ☐	nein ☐
8. Fühlen Sie sich hilflos?	ja ☐	nein ☐
9. Bleiben Sie lieber zu Hause, anstatt auszugehen und Neues zu unternehmen?	ja ☐	nein ☐
10. Glauben Sie, mehr Probleme mit dem Gedächtnis zu haben als die meisten anderen?	ja ☐	nein ☐
11. Finden Sie, es ist schön, jetzt zu leben?	ja ☐	nein ☐
12. Kommen Sie sich in Ihrem jetzigen Zustand ziemlich wertlos vor?	ja ☐	nein ☐
13. Fühlen Sie sich voller Energie?	ja ☐	nein ☐
14. Finden Sie, dass Ihre Situation hoffnungslos ist?	ja ☐	nein ☐
15. Glauben Sie, dass es den meisten Leuten besser geht als Ihnen?	ja ☐	nein ☐

Für die Fragen 1, 5, 7, 11 und 13 gibt es für die Antwort „nein" jeweils einen Punkt und für die anderen Fragen gibt es für die Antwort „ja" jeweils einen Punkt.

Dieser Erhebungsbogen kann vom Patienten selbst ausgefüllt werden.
Bei kognitiv stark eingeschränkten Personen ist das Ausfüllen der GDS nicht sinnvoll.
Eine Punktzahl von mehr als 5 weist auf das Vorliegen einer Depression hin.

Pflegerische Überwachung der Arzneimittelwirkung (PÜdA-Skala)

Die richtige Kontrolle der Arzneimittelwirkung erfordert eine besonders verantwortungs-bewusste und aufmerksame Beobachtung von unerwünschten Wirkungen nach der Einnahme des Arzneimittels. Die Vielfalt der möglichen Wirkungen, Neben- und Wechselwirkungen von Arzneimitteln erfordert eine professionelle Krankenbeobachtung. Dabei haben Pflegefachkräfte gegenüber der Ärzteschaft einen vergleichsweise relativ engen Kontakt zur/zum Pflegebedürfti-gen. Die PÜdA-Skala unterstützt sie bei der systematischen Kontrolle der Arzneimittelwirkung. Mit einer numerischen Rangskala von 1 bis 4 erfasst die Pflegefachkraft, ob die aufgeführten Symptome am Tag dieses Assessments bei der zu pflegenden Person „nicht", „selten", „häufig" oder „sehr oft" beobachtet wurden. Das ist besonders bei akuten Veränderungen eines Krank-heitsbildes sowie bei Neuaufnahmen und als kontinuierliche Beobachtung von Krankheitsver-läufen notwendig. Selbst bei einem Optimum von null Punkten ist eine Überprüfung und Anpassung der Medikation (durch den Arzt) oder zumindest eine Erfolgskontrolle erforderlich. Somit muss nicht erst wertvolle Zeit vergehen, bis der Arzt über die Arzneimittelwirkung in Kenntnis gesetzt ist. Insbesondere Überdosierungen stellen in der praktischen Arzneimittel-therapie als Ursache für unerwünschte Arzneimittelwirkungen ein Problem dar. Die fehlerhafte Anwendung von Arzneimitteln zu vermeiden, ist die primäre Aufgabe des behandelnden Arztes. Die Auswertung und die Konsequenzen der PÜdA-Skala sind nur die Aufgaben des Arztes. Mit der Skala unterstützt die Pflegekraft den Arzt bei der Überwachung. Falls in der Pflegesituation Grund zu der Annahme besteht, dass eine unerwünschte Arzneimittelwirkung noch nicht bekannt ist oder die Überdosierung eines Arzneimittels auf einer fehlerhaften oder verwirrenden Kennzeichnung beruht, ist es die wichtige Aufgabe der Pflegenden, die Ärzte zu informieren. Die Häufigkeit der Erfassung der pflegerischen Überwachung der Arzneimittelwirkung liegt im Ermessen der Pflegeprofession der zuständigen Pflegefachkraft. Eine wiederholte Erfassung der PÜdA-Skala sagt wesentlich mehr aus als eine einzelne. Selbst eine einzelne Erfassung ist aber besser als gar keine. Die Kriterien beruhen auf der professionellen Kompetenz der beruflich Pflegenden. Falls jemandem spezielle Aspekte fehlen (siehe in den Zeilen „Sonstiges"), bzw. jemandem ein oder mehrere Aspekte zu detailliert aufgeführt sind, können die Kriterien selbst mitgestaltet/verändert werden. Zu lästige Einzelheiten können also entsprechend der Kompetenz der zuständigen Pflegefachkraft durchaus unberücksichtigt bleiben, indem sie zur Information des Arztes auf dem Vordruck sauber durchgestrichen werden.

Skala zur pflegerischen Überwachung der Arzneimittelwirkung (PÜdA)

[Henke 2012]

Bewusstseinsquantität	0	1	2	3
zeitlich desorientiert				
örtlich desorientiert				
situativ desorientiert				
personell desorientiert				
depressive Verstimmung				
Trugwahrnehmung, Halluzination				
illusionäre Verkennung				
Konzentrationsstörung				
Kreislauf (Puls/Blutdruck)				
Tachykardie				
Bradykardie				
Arrhythmie				
Extrasystolie				
Hypertonie				
Hypotonie				
Schwindelgefühl				
Kopfschmerzen				
Haut				
Rötung				
Schwellung				
Schmerzen				
Hautausschlag				
Blässe				
Blaufärbung (Zyanose)				
wund sein (Intertrigo)				
Aufweichung (Mazeration)				
trockene/schuppige/verhornte Haut				

Bewusstseinsquantität	0	1	2	3
Bewusstseinseintrübung				
Müdigkeit				
Schläfrigkeit, Somnolenz				
Schlafstörung				
Teilnahmslosigkeit				
mangelnde Kooperation				
Ohnmacht/Synkope				
Prä-/Koma				
Körpertemperatur				
Untertemperatur				
subfebrile Temperatur				
mäßig hohes Fieber				
sehr hohes Fieber				
Fieberanstieg				
Schüttelfrost				
Schwitzen				
Frieren				
Essen und Trinken				
Gewichtszunahme				
Gewichtsabnahme				
Appetitlosigkeit				
Übelkeit				
Erbrechen				
Bauchschmerzen				
vermindertes Durstgefühl				
Dehydratation/Exsikkose				
Sonstiges				

Atmung	0	1	2	3
Tachypnoe				
Bradypnoe				
Hypo-/Hyperventilation				
Atemgeräusche/Stridor				
Aspiration				
erschwerte Ein-/Ausatmung				
Atemnot (Dyspnoe)				
Husten(-reiz)				
Mobilität				
nur mit Begleitperson				
nur mit Rollator/Gehstütze				
Rollstuhlbedürftigkeit				
Bettlägerigkeit				
Lähmungserscheinung				
Sturzgefährdung				
teils eingeschränkte Motorik				
völlig eingeschränkte Motorik				
Kommunikation				
diffuse Sprachstörung				
Artikulationsstörung				
Wortfindungsstörung				
Sprachverständnisstörung				
Sehstörung				
Hörstörung				
sozialer Rückzug				
Interessensverlust				
Sonstiges				

Punkteverteilung: Symptome traten am Datum der Überwachung „nicht" (0 Punkte); „selten" (1 Punkt); „häufig" (2 Punkte); „sehr oft" (3 Punkte) auf.

Gesamtpunktzahl: [ ]

Datum/Unterschrift Pflegefachkraft mit der Bitte um Überprüfung und Anpassung der Medikation weitergeleitet an: Name Arzt/Ärztin

Meldeformular für Zwischenfälle/eingetretene Schäden

[aus Kahla-Witzsch/Platzer 2007]

	Meldeformular für Zwischenfälle			
	Revision 0		Stand:	Seite 1 von 1
Ersteller: N.N.	Datum:	Geprüft: N.N.	Datum:	Freigegeben: N.N.	Datum:

1. Zwischenfall im Zusammenhang mit einer Medikamentengabe

Art der Medikamentengabe: □ i.v. □ s.c. □ i.m. □ oral □ andere

Art des Fehlers:

□ Reaktion auf Medikament ....   □ falsche Dosierung
□ ausgelassene Medikamentengabe   □ verspätete Verabreichung
□ Medikamentenverwechslung   □ andere.......................
□ Trübung, Ausflockung eines Medikamentes

Gründe für den Fehler:

□ Anordnungsfehler   □ Etikettierfehler
□ vergessene Verabreichung   □ Lesefehler
□ Inkompatibilität nicht bekannt   □ andere ....

2. Zwischenfall im Zusammenhang mit Infusionen, Transfusionen und Injektionen

Art des Zugangs:

□ peripher-venös   □ zentral-venös   □ arteriell
□ Port-Katheter   □ intrathekal   □ sonstige ....

Art des Fehlers:

□ falscher Zugang   □ Diskonnektion   □ falsche Applikation
□ Geräteproblem   ○ Unterbrechung   ○ falsche Einstellung   ○ Fehlfunktion
○ Benutzerfehler

Gründe für den Fehler:

3. Zwischenfall im Zusammenhang mit der Mobilität

Art des Vorfalls:

□ Bettsturz   □ Bettsturz bei Schutzgitter   □ Sturz auf dem Weg zu ....

Gründe für den Fehler:

□ Mangelnde Beaufsichtigung   □ hyperaktiver Patient   □ Medikamenteneinfluss
□ Bodenbeschaffenheit   □ Sicherung des Betts   □ falsches Schuhwerk
□ mangelnde Aufklärung der Eltern   □ andere ....

4. Hautschädigung

Art:

□ Verbrennung   □ Entzündung   □ Bluterguss
□ Abschürfung   □ Dekubitus   □ sonstige ....

Gründe:

5. Zwischenfall im Zusammenhang mit der Nutzung technischer Geräte

Gerät:

Art des Fehlers:

Gründe für den Fehler:

....
Datum   Unterschrift

Meldebogen
zur Meldung kritischer Zwischenfälle

Logo der Einrichtung

Hinweis:
- Ein kritischer Zwischenfall ist ein ungewolltes Ereignis, das Personen oder Geräte gefährden kann, aber **nicht** schädigt bzw. **noch nicht geschädigt hat.**
- Die **Angabe von Namen bzw. Hinweisen auf bestimmte Personen sind zu vermeiden.** Personenbezogene Daten werden vom Risikomanagement-Beauftragten geschwärzt und sind somit nicht Bestandteil der Auswertung.
- Für Meldungen über eingetretene Schäden ist das Schadenserfassungsprotokoll zu verwenden!
- Für Beschwerden über Mitarbeiter/innen ist der Personalweg einzuhalten!

Art des Vorfalls:

Gefährdung für: Patienten/in ☐ Mitarbeiter/in ☐ Dritte Personen ☐

Medizinische/technische Geräte ☐ Inventar/Ausstattung ☐

Sonstiges ☐

Ort/Zeit:

Wo hat sich der Vorfall ereignet? (Uhrzeit)

Schilderung des Vorfalls: *(ohne Nennung von Namen!)*

_____
_____
_____

Gab es Umstände, die den Vorfall begünstigt haben?

Räumlichkeit/Ausstattung/Infrastruktur:

Nasser Boden ☐ Schlechte Beleuchtung ☐ Technischer Defekt ☐

Anderes: _____

Menschliche Gründe:

Zeitdruck ☐ Mangelnde Erfahrung ☐ Unaufmerksamkeit ☐ Angst ☐

Andere Ursachen: _____

Organisatorische Gründe:

Mangelnde Absprache ☐ Informationsmangel ☐

Andere Ursachen: _____

Sonstiges: _____

Dringlichkeit: Niedrig ☐ Wichtig ☐ Kritisch ☐
(Keine Maßnahmen notwendig) (Maßnahmen notwendig!) (Ein lebensbedrohlicher bzw. schwerer Zwischenfall hätte eintreten können.)

Welche potenziellen Folgen hätte der Vorfall Ihrer Meinung nach haben können? (mögliche Schäden/Verletzungen/Probleme)

_____
_____
_____

Gibt es Faktoren, die den Vorfall verhindert hätten? Wenn ja, welche?
Gibt es Ihrer Meinung nach präventive Maßnahmen, die ergriffen werden können?

_____
_____
_____

Ersteller Datum

(aus Kahla-Witzsch/Platzer 2007)

Erfassungsbogen zur Bestimmung des Ernährungszustands

Mini-Nutritional-Assessment (I. Teil)

	Einteilung	Punkte
1. Hat der Patient einen verminderten Appetit? Hat er während der letzten 3 Monate wegen Appetitverlust, Verdauungsproblemen, Schwierigkeiten beim Kauen oder Schlucken weniger gegessen (Anorexie)?	0 = schwere Anorexie 1 = leichte Anorexie 2 = keine Anorexie	
2. Gewichtsverlust in den letzten 3 Monaten	0 = Gewichtsverlust > 3 kg 1 = ich weiß es nicht 2 = Gewichtsverlust zwischen 1 und 3 kg 3 = kein Gewichtsverlust	
3. Mobilität/Beweglichkeit	0 = vom Bett zum Stuhl 1 = in der Wohnung mobil 2 = verlässt die Wohnung	
4. Akute Krankheit oder psychischer Stress während der letzten 3 Monate?	0 = ja 2 = nein	
5. Psychische Situation	0 = schwere Demenz oder Depression 1 = leichte Demenz oder Depression 2 = keine Probleme	
6. Körpermassenindex (BMI) $\dfrac{\text{Körpergewicht}}{\text{Körpergröße}^2}$	0 = BMI < 19 1 = BMI > 19–21 2 = BMI > 21–23 3 = BMI > 23	
7. Wohnsituation: Lebt der Patient unabhängig zu Hause?	0 = nein 1 = ja	
8. Medikamentenkonsum: Nimmt der Patient mehr als 3 Medikamente pro Tag?	0 = ja 1 = nein	
9. Hautprobleme: Schorf oder Druckgeschwüre?	0 = ja 1 = nein	
10. Mahlzeiten: Wie viele Hauptmahlzeiten isst der Patient pro Tag (Frühstück, Mittag- und Abendessen)?	0 = 1 Mahlzeit 1 = 2 Mahlzeiten 2 = 3 Mahlzeiten	
	Zwischenergebnis:	

Mini-Nutritional-Assessment (II. Teil)

	Einteilung	Punkte
	Übertrag (siehe I. Teil):	
11. Lebensmittelauswahl: Isst der Patient – mindestens einmal pro Tag Milchprodukte? □ ja □ nein – mindestens ein- bis zweimal pro Woche Hülsenfrüchte oder Eier? □ ja □ nein – jeden Tag Fleisch, Fisch oder Geflügel □ ja □ nein	0,0 = wenn 0 oder 1mal „ja" 0,5 = wenn 2mal „ja" 1,0 = wenn 3mal „ja"	
12. Isst der Patient mindestens zweimal pro Tag Obst oder Gemüse?	0 = nein 1 = ja	
13. Wie viel trinkt der Patient pro Tag (Wasser, Saft, Kaffee, Tee, Wein, Bier)?	0,0 = weniger als 3 Gläser/Tassen 0,5 = 3–5 Gläser/Tassen 1,0 = mehr als 5 Gläser/Tassen	
14. Essensaufnahme mit/ohne Hilfe	0 = braucht Hilfe beim Essen 1 = isst ohne Hilfe, aber mit Schwierigkeiten 2 = isst ohne Hilfe, keine Schwierigkeiten	
15. Glaubt der Patient, dass er gut ernährt ist?	0 = schwerwiegende Unter-/ Mangelernährung 1 = weiß es nicht oder leichte Unter-/Mangelernährung 2 = gut ernährt	
16. Im Vergleich mit gleichaltrigen Personen schätzt der Patient seinen Gesundheitszustand folgendermaßen ein:	0,0 = schlechter 0,5 = weiß es nicht 1,0 = gleich gut 2,0 = besser	
17. Oberarmumfang (in cm)	0,0 < 21 cm 0,5 = 21–22 cm 1 > 22 cm	
18. Wadenumfang (in cm)	0 < 31 cm 1 > 31 cm	
	Ergebnis:	

Auswertung: > 24 Punkte: unauffällig
17–23,5 Punkte: Risiko für Unterernährung
< 17 Punkte: Unterernährung

[Quelle: Rubenstein, L.Z./Jarker, J./Guigoz, Y./Vellas, B.: Comprehensive Geriatric Assessment (CGA) and the MNA®. In: Mini Nutritional Assessment (MNA®): Research and Practice in the Elderly. Vellas, B./Garry. P.J./Guigoz. Y. (Hrsg.) Nestlé Nutrition Workshop Series. Clinical & Performance Programme, vol. 1, Karger, Bale 1997. MNA ist ein urheberrechtlich geschütztes Werk, Inhaberin der Urheberrechte: Nestec S.A. Vevey/Schweiz; Inhaberin der Markenrechte: Société des Produits Nestlé S.A. Vevey/Schweiz]

Ein- und Ausfuhrbogen

Name, Vorname: _____

Datum/Zeit	Einfuhr (enteral, parenteral)	+ ml	Gesamt	Ausfuhr (Urin, Sonde)	– ml	Gesamt	+/– Bilanz

Risikoassessment

Name der zu pflegenden Person: _____

Risikoeinschätzung „Dekubitus" klinische Einschätzung (Braden-, Norton-, Waterloo-Skala):	Risikoeinschätzung „Sturz" Einschätzung intrinsischer und extrinsischer Sturzgefahren; Motilitätstest nach Tinetti:
Risikoeinschätzung „Schmerzen" akute, tumorbedingte chronische Schmerzen, zu erwartende Schmerzen:	Risikoeinschätzung „Harninkontinenz" Kennzeichen des In-/Kontinenzprofils, Miktionsprotokoll:
Risikoeinschätzung „Malnutrition" Bestimmung des Ernährungszustands; Mini-Mental-Status-Test:	Risikoeinschätzung „Dehydratation" Ein- und Ausfuhrbogen, Erkrankungen, Medikamente:
Risikoeinschätzung „Chronische Wunden" Wundbeurteilung Erkrankungen, Abwehrstatus:	Risikoeinschätzung „Überleitung" Gemäß des einheitlichen regionalen Überleitungs- briefes:

Bradenskala (I. Teil)

Punkte	1 Punkt	2 Punkte	3 Punkte	4 Punkte
Sensorisches Empfindungs-vermögen Fähigkeit, adäquat auf druckbedingte Beschwerden zu reagieren	**fehlt** – keine Reaktion auf schmerzhafte Stimuli; mögliche Gründe: Bewusstlosigkeit, Sedierung *oder* – Störung der Schmerzempfindung durch Lähmungen, die den größten Teil des Körpers betreffen (z. B. hoher Querschnitt)	**stark eingeschränkt** – eine Reaktion erfolgt nur auf starke Schmerzreize; Beschwerden können kaum geäußert werden (z. B. nur durch Stöhnen oder Unruhe) *oder* – Störung der Schmerzempfindung durch Lähmung, die die Hälfte des Körpers betrifft	**leicht eingeschränkt** – Reaktion auf Ansprache oder Kommandos – Beschwerden können aber nicht immer ausgedrückt werden (z. B. dass die Position geändert werden soll) *oder* – Störung der Schmerzempfindung durch Lähmung, die eine oder zwei Extremitäten betrifft	**vorhanden** – Reaktion auf Ansprache; Beschwerden können geäußert werden *oder* – keine Störung der Schmerzempfindung
Feuchtigkeit Ausmaß, in dem die Haut Feuchtigkeit ausgesetzt ist	**ständig feucht** – die Haut ist ständig feucht durch Urin, Schweiß oder Kot – immer wenn der Patient gedreht wird, liegt er im Nassen	**oft feucht** – die Haut ist häufig feucht – Bettzeug oder Wäsche muss mindestens einmal pro Schicht gewechselt werden	**manchmal feucht** – die Haut ist manchmal feucht – etwa einmal am Tag wird neue Wäsche benötigt	**selten feucht** – die Haut ist meist trocken – neue Wäsche wird selten benötigt
Aktivität Ausmaß der physischen Aktivität	**bettlägerig** – ans Bett gebunden	**sitzt auf** – kann mit Hilfe etwas laufen – kann das eigene Gewicht nicht allein tragen – braucht Hilfe, um aufzusitzen (Bett, Stuhl, Rollstuhl)	**geht wenig** – geht am Tag allein, aber selten und nur kurze Distanzen – braucht für längere Strecken Hilfe – verbringt die meiste Zeit im Bett oder Stuhl	**geht regelmäßig** – geht regelmäßig zwei- bis dreimal pro Schicht – bewegt sich regelmäßig
Mobilität Fähigkeit, die Position zu wechseln und zu halten	**komplett immobil** – kann auch keinen geringfügigen Positionswechsel ohne Hilfe ausführen	**Mobilität stark eingeschränkt** – bewegt sich manchmal geringfügig (Körper oder Extremitäten) – kann sich aber nicht regelmäßig allein ausreichend umlagern	**Mobilität gering eingeschränkt** – macht regelmäßig kleine Positionswechsel des Körpers und der Extremitäten	**mobil** – kann allein seine Position umfassend verändern

Bradenskala (II. Teil)

Punkte	1 Punkt	2 Punkte	3 Punkte	4 Punkte
Ernährung Ernährungs- gewohnheiten	**sehr schlechte Ernährung** – isst kleine Por- tionen nie auf, sondern etwa nur zwei Drittel – isst nur zwei oder weniger Eiweißportionen (Milchprodukte, Fisch, Fleisch) – trinkt zu wenig – nimmt keine Ergänzungskost zu sich *oder* – darf oral keine Kost zu sich nehmen *oder* – nur klare Flüssig- keiten *oder* – erhält Infusionen länger als fünf Tage	**mäßige Ernährung** – isst selten eine normale Essens- portion auf, isst aber im All- gemeinen etwa die Hälfte der angebotenen Nahrung – isst etwa drei Eiweißportionen – nimmt unregel- mäßig Er- gänzungskost zu sich *oder* – erhält zu wenig Nährstoffe über Sondenkost oder Infusionen	**adäquate Ernährung** – isst mehr als die Hälfte der nor- malen Essens- portionen – nimmt vier Eiweißportionen zu sich	**gute Ernährung** – isst immer die gebotenen Mahlzeiten auf – nimmt vier oder mehr Eiweiß- portionen zu sich – isst auch manch- mal zwischen den Mahlzeiten – braucht keine Ergänzungskost *oder* – kann über eine Sonde oder Infusionen die meisten Nähr- stoffe zu sich nehmen
Reibung und Scherkräfte	**Problem** – braucht massive Unterstützung bei Lagewechsel – Anheben ist ohne Schleifen über die Laken nicht möglich – rutscht ständig im Bett oder (Roll-)Stuhl herunter, muss immer wieder hochgezogen werden – hat spastische Kontrakturen – ist sehr unruhig (z. B. scheuert auf den Laken)	**potenzielles Problem** – bewegt sich etwas allein oder braucht wenig Hilfe – beim Hochzie- hen schleift die Haut nur wenig über die Laken (kann sich etwas anheben) – kann sich über längere Zeit in einer Lage halten (Stuhl, Rollstuhl) – rutscht nur sel- ten herunter	**kein Problem zur Zeit** – bewegt sich im Bett und Stuhl allein – hat genügend Kraft, sich anzuheben – kann eine Position lange Zeit halten, ohne herunter- zurutschen	

Auswertung: 18–15 Punkte = geringes Dekubitusrisiko
14–13 Punkte = mittleres Dekubitusrisiko
12–10 Punkte = hohes Dekubitusrisiko
9–6 Punkte = sehr hohes Dekubitusrisiko

Die Waterlow-Skala

[aus Kahla-Witzsch/Platzer 2007]

Dekubitusrisiko nach Waterlow			Patienten-/Bewohnerdaten
			Name: Vorname: Geburtsdatum:
Station/Wohnbereich	Datum der Erhebung	HZ	

Punktzahl — **Punktzahl**

Körperbau/Gewicht im Verhältnis zur Länge

durchschnittlich	⓪
überdurchschnittlich	①
fettleibig	②
unterdurchschnittlich	③

Hauttyp/optische Kriterien

gesund	⓪
Abschürfungen/trocken/ödematös/feuchtkalt	①
blass	②
geschädigt/wund	③

Geschlecht/Alter

männlich	①
weiblich	②
14–49 Jahre	①
50–64 Jahre	②
65–74 Jahre	③
75–80 Jahre	④
> 80 Jahre	⑤

Kontinenz

Total kontinent/kathetrisiert	⓪
gelegentliche Inkontinenz	①
Stuhlinkontinenz	②
Stuhl- und Harninkontinenz	③

Appetit

durchschnittlich	⓪
kaum	①
Sondenernährung/nur Flüssigkeit	②
Anorexie	③

Mobilität

normal	⓪
ruhelos/nervös	①
apathisch	②
eingeschränkt	③
träge/rutscht unkontrolliert nach unten	④
stark behindert	⑤

Besondere Risiken

Mangelversorgung

terminale Kachexie	⑧
Herzversagen	⑥
periphere Gefäßerkrankung	⑥
Anämie	②
Rauchen	①

Neurologische Störungen

Diabetes, MS, motorische & sensorische Paraplegie	④-⑥
orthopädische, gynäkologische OP, Wirbelsäulenerkrankung	⑤
OP > 2 Stunden	⑨

Medikation

Steroide, Zytostatika, hochdosierte entzündungshemmende Präparate	④

Gesamtpunktzahl

Hohes Dekubitusrisiko ab 15 Punkten und mehr!

Bewegungsanalyse (inkl. Bewegungs- und Lagerungsplan)

Individueller Unterstützungsbedarf: _____

Hilfsmittel zur Mobilisierung: _____

Das individuelle Gefährdungspotential beträgt hinsichtlich der

- Dekubitusgefahr lt. Bradenskala (S. 106 ff.): _____
- Sturzgefahr lt. Mobilitätstest (S. 111 ff.): _____
- eingeschränkten Alltagskompetenz (S. 27 f.): _____

Durchgeführte Mikrobewegungen
* im Wechsel von 8–22 Uhr (15-minütig), nachts von 22–8 Uhr (stündlich)

Datum: ___ Zeit:*	Kreuzbein	Becken links	Becken rechts	Schulter links	Schulter links	Schulter rechts	Fersen, Knöchel links	Hinterkopf, Ohren	Knie links/rechts						Hand-zeichen

Durchgeführte Umlagerungen

Zeit	Rücken	30° links	30° rechts	135° links	135° rechts		Bemerkungen	Hand-zeichen

Wunddokumentation

1. Ort/Art: **Wo befindet sich die Wunde/Was ist es für eine Wunde?**

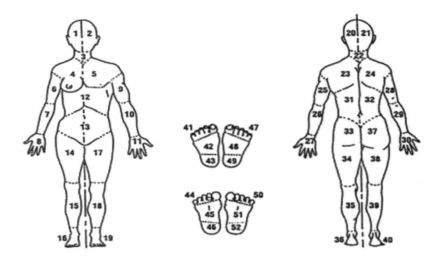

Bitte die Ziffer des Ortes (max. 3 pro Blatt) und die Wundart
(z.B. Dekubitus, Ulcus cruris) notieren:

1. Wunde: Ort: _____ Art der Wunde: _____
2. Wunde: Ort: _____ Art der Wunde: _____
3. Wunde: Ort: _____ Art der Wunde: _____

2. Ausmaß: **Wie groß ist die Wunde?**

	Länge:	Breite:	Tiefe:
1. Wunde:	_____ cm	_____ cm	_____ cm
2. Wunde:	_____ cm	_____ cm	_____ cm
3. Wunde:	_____ cm	_____ cm	_____ cm

3. Gewebeschädigung: **Welches Gewebe ist beschädigt?**

	1. Wunde	2. Wunde	3. Wunde
Oberhaut/Lederhaut	☐	☐	☐
Unterhaut/Gefäße	☐	☐	☐
Faszien/Muskeln	☐	☐	☐
Sehnen/Bänder	☐	☐	☐

4. Farbe: **Welche Farbe(n) hat die Wunde?**

		1. Wunde	2. Wunde	3. Wunde
schwarz	= nekrotische Wunde	☐	☐	☐
gelb	= infizierte Wunde	☐	☐	☐
rot	= granulierende Wunde	☐	☐	☐
rosa	= epithelisierende Wunde	☐	☐	☐

5. Sonstiges: **Was wurde außerdem noch beobachtet?**

	1. Wunde	2. Wunde	3. Wunde
starke Wundsekretion, nässende Wunde	☐	☐	☐
aufgeweichte Haut (Mazeration)	☐	☐	☐
auffälliger fauliger Geruch	☐	☐	☐
Fieber	☐	☐	☐
_____	☐	☐	☐

Sturzrisiko-Assessment

Mit Hilfe des Motilitätstests (Kontrolle unwillkürlich gesteuerter Muskelbewegungen) nach Tinetti ist der Grad der Sturzgefährdung sowie der Funktionszustand ermittelbar. Dabei werden anhand Einzelfunktionen des Bewegungsablaufs wie Balance, Stand und Gangbild bewertet. Der Test besteht aus einem Balancetest und einer Gehprobe. Ein erhöhtes Sturzrisiko besteht ab einer Punktzahl unter 20 und weniger. Ab vier Punkten sind Pflegemaßnahmen zur Sturzprophylaxe einzuleiten.

BALANCE	0 Punkte	1 Punkt	2 Punkte	3 Punkte	4 Punkte
Gleichgewicht im Sitzen	unsicher	sicher, stabil			
Aufstehen vom Stuhl	nicht möglich	nur mit Hilfe	diverse Versuche, nach vorn	braucht Armlehne oder Halt (nur ein Versuch)	in fließender Bewegung
Balance in den ersten 5 Sek.	unsicher	sicher mit Halt	sicher, ohne Halt		
Stehsicherheit	unsicher	sicher, aber ohne geschlossene Füße	sicher, mit geschlossenen Füßen		
Balance mit geschl. Augen	unsicher	sicher, ohne Halt			
Drehung um 360° mit offenen Augen	unsicher, braucht Hilfe	diskontinuierliche Bewegung, beide Füße vor dem nächsten Schritt am Boden	kontinuierliche Bewegung, sicher		
Stoß gegen die Brust (3 mal leicht)	fällt ohne Hilfe oder Halt	muss Füße bewegen, behält Gleichgewicht	gibt sicheren Widerstand		
Hinsetzen Zeit: ____ Sek.	lässt sich plumpsen, unzensiert, braucht Lehne	flüssige Bewegung			

Sturzrisiko-Assessment (Fortsetzung)

GEHPROBE	0 Punkte	1 Punkt	2 Punkte
Schrittauslösung (Patient wird aufgefordert zu gehen)	Gehen ohne fremde Hilfe nicht möglich	zögert, mehrere Versuche, stockender Beginn	beginnt ohne Zögern zu gehen, fließende Bewegungen
Schritthöhe (von der Seite beobachten)	kein selbstständiges Gehen möglich	Schlurfen, übertriebenes Hochziehen	Fuß total vom Boden gelöst, max. 2–4 cm über Grund
Schrittlänge (von Zehen des einen bis Ferse des anderen Fußes)		weniger als Fußlänge	mind. Fußlänge
Schrittsymmetrie	Schrittlänge variiert, Hinken	Schrittlänge bds. gleich	
Gangkontinuität	kein selbstständiges Gehen möglich	Phasen mit beiden Beinen am Boden diskontinuierlich	beim Absetzen des einen wird der andere Fuß gehoben, keine Pausen
Wegabweichung	kein selbstständiges Gehen möglich	Schwanken, einseitige Abweichung	Füße werden entlang einer imaginären Linie abgesetzt
Rumpfstabilität	Abweichung, Schwanken, Unsicherheit	Rücken und Knie gestreckt, kein Schwanken, Arme werden nicht zur Stabilisierung gebraucht	
Schrittbreite	ganz breitbeinig oder über Kreuz	Füße berühren sich beinahe	

Erreichte Punktzahl bei Balance und Gehprobe: _____ von 28 Punkten

Sturzrisikoskala nach Hahn

[aus Kahla-Witzsch/Platzer 2007]

Sturzrisikoskala

	4 Punkte	3 Punkte	2 Punkte	1 Punkt	Gesamt
Alter		80+	70–79	60–69	
Mentaler Zustand	zeitweise verwirrt/desorientiert		verwirrt/desorientiert		
Ausscheidung	harn- und stuhlinkontinent	kontinent, braucht jedoch Hilfe		Blasenverweilkatheter/Enterostoma	
Stürze in der Vergangenheit	bereits mehr als 3x gestürzt		bereits 1–2x gestürzt		
Aktivitäten	beschränkt auf Bett und Stuhl	aufstehen aus Bett mit Hilfe		selbständig, benutzt Bad und Toilette	
Gang und Gleichgewicht	ungleichmäßig/instabil, kann kaum die Balance halten im Stehen und Gehen	orthostatische Störung/Kreislaufprobleme beim Aufstehen und Gehen	Gehbehinderung, evtl. Gehen mit Gehhilfe oder Assistenz		
Medikamente (zukünftig geplant bzw. in den letzten sieben Tagen)	drei oder mehr Medikamente	zwei Medikamente	ein Medikament		
Alkohol (auch Pepsinwein, Melissengeist etc.)	regelmäßig		gelegentlich		

Punkte gesamt

Punktzahl
Bis 4 Punkte   geringes Sturzrisiko
Ab 4 Punkte   Maßnahmen zur Sturzprävention einleiten
5–10 Punkte   hohes Sturzrisiko
11–24 Punkte   sehr hohes Sturzrisiko

Sturzereignisprotokoll

[aus Kahla-Witzsch/Platzer 2007]

Sturzereignisprotokoll	**Logo der Einrichtung** MUSTER

Datum: _____ Aufnehmende Pflegeperson:_____

Name d. Patienten: _____ Geburtsjahr: _____

1. Ort des Sturzes
❏ Flur ❏ Zimmer   ❏ Tagesraum ❏ Bad ❏ Toilette   ❏ Sitzecke
❏ sonstiger Ort _____

2. Zeitraum des Sturzes
Datum: _____ Uhrzeit: _____ Waren Zeugen dabei? ❏ Ja   ❏ Nein
Wenn ja, welche Person/en?_____ _____

3. Kann sich der Patient über den Vorgang des Sturzes äußern?
❏ Ja   ❏ Nein   Was sagt er/sie dazu?
_____

4. Sind aus der Vorgeschichte Stürze bekannt?
❏ Ja   ❏ Nein   ❏ im Heim   ❏ zu Hause   ❏ im Krankenhaus
Sind die Gründe für vorhergehende Stürze bekannt?
_____

5. Wie kam es zu dem Sturz?
Ist der Pat. gestolpert?   ❏ Ja ❏ Nein   Ursache:
Ist der Pat. ausgerutscht?   ❏ Ja ❏ Nein   Ursache:
Ist der Pat. zu Boden geschlittert?   ❏ Ja ❏ Nein   Ursache:
Wurde der Pat. bedrängt?   ❏ Ja ❏ Nein   Ursache:
War ein Hindernis vorhanden?   ❏ Ja ❏ Nein   Ursache:
Ist der Pat. aus dem Bett gefallen?   ❏ Ja ❏ Nein   Ursache:
Hatte der Pat. ein Bettgitter?   ❏ Ja ❏ Nein   Ursache:
War das Bettgitter hochgezogen?   ❏ Ja ❏ Nein   Ursache:

6. Könnte die innerliche Befindlichkeit des Pat. den Sturz ausgelöst haben? (z.B. starke Erregung/Angst)
_____

7. Umgebung des Körpers
Schuhe: ❏ feste   ❏ offene   ❏ barfuß   ❏ Strümpfe   ❏ Stoppersocken
Kleidung: ❏ zu locker   ❏ zu eng   ❏ Kleid/Rock ❏ Hose   ❏ Unterwäsche
Brille: ❏ zum Lesen/Weitsehen   ❏ wird benötigt, nicht getragen   ❏ verschmutzt
❏ Sonstiges _____ Hörgerät: ❏ wird benötigt, nicht getragen   ❏ verschmutzt ❏ intakt
Ausscheidung: ❏ selbständig ❏ braucht Hilfe

8. Benutzt der Patient/in eines der folgenden Hilfsmittel?
❏ Gehbock   ❏ Gehstützen ❏ Gehstock ❏ Rollstuhl ❏ Rollator ❏ Sonstiges _____
Hat der Pat. das Hilfsmittel zum Zeitpunkt des Sturzes benutzt?   ❏ Ja ❏ Nein
Seit wann benutzt er/sie dieses Hilfsmittel? _____
Ist er/sie sicher im Umgang mit dem Hilfsmittel?   ❏ Ja ❏ Nein
Wann wurde es zuletzt angepasst? _____
Ist Gehen ohne Hilfsmittel möglich?   ❏ Ja ❏ Nein

9. Kennt sich der Pat. in seiner Umgebung aus?
❏ Ja   ❏ Nein engerer Bereich: ❏ Zimmer   ❏ Toilette   ❏ Flur
Kennt er/sie die Funktion der Klingel? Kann er/sie diese benutzen?   ❏ Ja ❏ Nein
War die Klingel erreichbar? War die Klingel intakt?   ❏ Ja ❏ Nein

☐ hell ☐ dunkel ☐ blendend ☐ dämmrig schattenbildend
Nachtleuchte: ☐ an ☐ aus ☐ defekt ☐ weiß nicht

11. Sind Erkrankungen, die zu einem erhöhten Sturzrisiko führen, bekannt? Welche?
☐ Herz-Kreislauf ☐ Bewegungsapparat ☐ neurologisch ☐ psychiatrisch
☐ Wahrnehmungsstörungen/sensorische Ausfälle ☐ Sonstige (z.B. Schmerzen)
Liegen Fußprobleme vor? ☐ Hühneraugen ☐ Hammerzehen ☐ eingewachsene Nägel
☐ andere _____

12. Medikamentenanamnese:
Wie verwaltet der Pat. seine Medikamente? ☐ selbst zugeteilt ☐ gerichtet
Wie viele Medikamente pro Tag? _____
Welche Medikamente nimmt der Pat. ein? ☐ Diuretika ☐ Antihypertensiva ☐ Laxantien
☐ Psychopharmaka ☐ Benzodiazepine/Schlafmittel ☐ Antidiabetika ☐ Antidepressiva

13. Kurzer Verlaufsbericht nach dem Sturz (ggf. zusätzliches Blatt/Rückseite benutzen)
Wie wurde der Patient vorgefunden?
Position (liegend, sitzend, halb liegend, kniend ...) _____
Stimmungslage (ängstlich, aufgeregt, rufend, wimmernd ...) _____
Bewusstseinszustand (wach, klar, ansprechbar, eingetrübt...) _____
Sind Verletzungen vorhanden? ☐ Ja ☐ Nein Welche/Wo? _____
☐ Schürfwunde ☐ Platzwunde ☐ Frakturzeichen ☐ andere _____
Wurden besondere Maßnahmen eingeleitet? (z.B. Lagerung, Vitalzeichenkontrolle, Erstversorgung, Kühlung)
_____
Konnte der Pat. allein aufstehen? ☐ allein ☐ mit Hilfe ☐ gehfähig
☐ musste getragen werden
Wie lange hat der Pat. gelegen? _____
Wie fühlt sich der Patient nach dem Sturz? ☐ hat Angst ☐ geht normal
☐ will im Bett liegen ☐ kann nicht aufstehen

14. Informationsweitergabe
Pflegedienstleitung informiert: Wann/Uhrzeit/Wer hat informiert? _____
Arzt informiert: Name _____ Uhrzeit _____ Wer hat informiert? _____
Angehörige informiert: Name _____ Uhrzeit _____ Wer hat informiert? _____
Regelmäßige Vitalzeichenkontrolle nötig? Wie oft? _____
☐ Bewusstseinslage ☐ Pupillenreaktion ☐ Schmerz ☐ Hautveränderungen
☐ psychische Reaktionen ☐ Sonstiges _____
Sonstige Besonderheiten (z.B. Nahrungsaufnahme/Medikamenteneinnahme nicht möglich):
_____
Wer muss noch informiert werden? Wer muss zur Beratung herangezogen werden?
_____

15. Zukünftige Planung (vom Arzt auszufüllen)
Eingeleitete Maßnahmen/Behandlung:
_____
_____
_____

Notwendige Arztkonsile? ☐ HNO ☐ Neurologie ☐ Chirurgie ☐ Orthopäde
☐ Sonstige _____
Notwendige weitere Untersuchungen? ☐ Radiologie ☐ Labor _____ ☐ Ultraschall
☐ Sonstige _____
Können Hilfsmittel empfohlen werden? ☐ Gehhilfe ☐ Hüftprotektoren ☐ Sturzmelder
☐ Sonstige _____

_____ _____ _____
Name Datum Uhrzeit Unterschrift Pflege Unterschrift Arzt

Ersteller: Datum:
Formular Nr.: xxx

Fixierungsprotokoll

Name, Vorname: _____

Adresse: _____

Betreuer: _____

Diagnose: _____

Angehörige: _____ ☐ **wurden informiert**

Grund der Fixierung: ☐ **Eigengefährdung** ☐ **Fremdgefährdung**
                      ☐ **Aggression** ☐ **pathologische Unruhe**

Einwilligung des Patienten: ☐ **vorhanden** ☐ **nicht vorhanden**

Art der Fixierung: ☐ **Leibgurt** ☐ **Bettseitenteile** ☐ **Sitzgurt**

Sonstiges: ☐ _____

Anlegen, Lösen und Beaufsichtigen der Fixierung*

Datum, Uhrzeit	Pflegemaßnahmen	Unterschrift

* Datum, Uhrzeit, Pflegemaßnahmen, Beobachtungen und Betreuung dokumentieren, die Beaufsichtigung erfolgt entsprechend der richterlichen Genehmigung sowie der Fachlichkeit der Pflegenden

Anlagen: ☐ Einwilligung des Patienten
  ☐ Einwilligung des Betreuers
  ☐ Ärztliche Anordnung
  ☐ Genehmigung des Betreuungsgerichts

Atemskala

[Bienstein 2000]

Die Einschätzung der Pneumoniegefährdung kann mit Hilfe der Atemskala (nach Christel Bienstein) erfolgen. Sie führt 15 Risikofaktoren auf, welche die Pflegeperson hinsichtlich des jeweiligen Zustands des Patienten beurteilt und entsprechend bewertet. Aus der errechneten Punktzahl ergibt sich schließlich das Risiko des Patienten, an einer Lungenentzündung zu erkranken. Ein Pflegebedürftiger mit 0–6 Punkten ist nicht pneumoniegefährdet, während bereits ab 7 Punkten Pflegeinterventionen zur Vorbeugung einer Pneumonie geplant und durchgeführt werden müssen. Bei 16–45 Punkten besteht eine manifeste Atemstörung, die eine hochgradige Pneumoniegefahr anzeigt.

Risikofaktoren	Punkte	
Bereitschaft zur Mitarbeit	0: Kontinuierliche Mitarbeit 1: Mitarbeit nach Aufforderung	2: Nur nach Aufforderung 3: Keine
Vorliegende Atemwegs-erkrankungen	0: Keine 1: Leichter Infekt im Nasen-/Rachenraum	2: Bronchialinfekt 3: Lungenerkrankung
Frühere Lungen-erkrankungen	0: Keine 1: Leichte, z. B. bronchopulmonale grippale Infekte	2: Schwere Verläufe 3: Schwere Lungenerkrankungen mit bleibender Atemfunktions-einschränkung
Immunschwäche	0: Keine 1: Leicht (z. B. lokale Infektion)	2: Erhöht 3: Völlig
Raucher/ Passivraucher	0: Nichtraucher, geringfügiger Passiv-raucher 1: Tgl. 6 Zigaretten mit 10–13 mg Teer/ Kondensat oder regelm. Passivraucher	2: Tgl. 6 Zigaretten max. 10 mg Teer/ Kondensat oder regelm. Passivraucher 3: Intensives Rauchen, mehr als 6 Zigaretten mit über 15 mg Teer/Kondensat oder ständig passiver Rauchkonsum
Schmerzen	0: Keine 1: Leichte Schmerzen, Dauerschmerzen	2: Mäßige atmungsbeeinflussende Schmerzen 3: Starke atmungsbeeinflussende Schmerzen
Schluckstörungen	0: Keine 1: Bei flüssiger Nahrung	2: Bei breiiger Nahrung 3: Komplette Schluckstörungen, auch beim Schlucken von Speichel
Manipulation oro-tracheale Maßnahmen	0: Keine 1: Pflegemaßnahmen, z. B. Nasen-/ Mundpflege	2: Oro-nasale Absaugung 3: Orale/nasale/endotracheale Absaugung ohne oder mit liegendem Tubus
Mobilitäts-einschränkung	0: Keine 1: Eingeschränkte Mobilität durch Gehhilfen kompensierbar	2: Hauptsächlich Bettruhe 3: Völlige Einschränkung
Beruf	0: Kein lungengefährdeter Beruf 1: Lungengefährdender Beruf < 2 Jahre	2: Für 2–10 Jahre 3: Über 10 Jahre

Risikofaktoren	Punkte	

Intubations-narkose, Beatmung	0: In den letzten 3 Wochen keine
	1: Kurze Intubationsnarkose
	   (bis 2 Stunden)
		2: Langdauernde Intubationsnarkose
		   (über 2 Stunden)
		3: Mehrere Intubationsnarkosen oder
		   über 12 Stunden-Beatmung

Bewusstseinslage (Reaktion auf Ansprache)	0: Keine Einschränkung 1: Leichte Einschränkung (reagiert folgerichtig)	2: Reagiert nicht folgerichtig 3: Keine Reaktion

Atemanstrengung	0: Zwerchfell- u. Thoraxatmung ohne
	   Anstrengung
	1: Zwerchfell- u. Thoraxatmung mit
	   Anstrengung
		2: Zwerchfell- u. Thoraxatmung mit
		   großer Anstrengung
		3: Keine Zwerchfell- u. Thoraxatmung
		   möglich

Atemfrequenz	0: 14–20 Atemzüge pro Minute
	1: Unregelmäßige Atmung
		2: Regelmäßige brady- oder
		   tachypnoeische Atmung
		3: Regelmäßige, sehr tiefe oder auch
		   oberflächliche Atemzüge oder
		   zwischen brady- oder tachypnoeische
		   wechselnde Atmung

Atemdepressive Medikamente	0: Keine
	1: Unregelm. Einnahme, geringe Atem-
	   depression
		2: Regelm. Einnahme, mäßige Atem-
		   depression
		3: Regelm. Einnahme spezif. atem-
		   depressiver Medi.
		   (z. B. Opiate, Barbiturate)

Summe:		

Soor- und Parotitisgefährdung

[Gültekin 2003]

Name der zu pflegenden Person: _____

Risiken	40 Punkte	30 Punkte	20 Punkte	10 Punkte
Compliance	nicht eingeschränkt	etwas eingeschränkt	sehr eingeschränkt	keine
Körperlicher Zustand	gut	mäßig	schlecht	sehr schlecht
Geistiger Zustand	klar	benommen, verwirrt	somnolent, delirant	stuporös, soporös, komatös
Motorik des Kau-apparates	nicht einge-schränkt	etwas einge-schränkt	sehr eingeschränkt	total einge-schränkt
Disposition durch Medikamente	keine	leicht	mittel	stark
Nahrungsaufnahme	nur oral	selten über Sonde oder i. v.	häufig über Sonde oder i. v.	nur über Sonde oder i. v.
Disposition durch Erkrankungen	keine	Ausprägung und Anzahl von: Kaustörungen, mangelnde Mundhygiene, Lähmungen, Abwehrschwäche, neurologische Erkrankungen, …		

Gesamtpunktzahl: _____

Maßnahmen zur Soor- und Parotitisprophylaxe sind bei 210 Punkten und weniger erforderlich.

Datum: _____

Handzeichen: _____

Dehydratationsgefährdung

[Gültekin 2003]

Name der zu pflegenden Person: _____

Risiken	40 Punkte	30 Punkte	20 Punkte	10 Punkte
Alter	< 15	< 35	< 65	> 65
Compliance	nicht eingeschränkt	etwas eingeschränkt	sehr eingeschränkt	keine
Körperlicher Zustand	gut	mäßig	schlecht	sehr schlecht
Geistiger Zustand	klar	benommen, verwirrt	somnolent, delirant	stuporös, soporös, komatös
Disposition durch Medikamente	keine	leicht	mittel	stark
Flüssigkeitsaufnahme	ohne Hilfe	manchmal mit Hilfe	meistens mit Hilfe	immer mit Hilfe
Disposition durch Erkrankungen	keine	Ausprägung und Anzahl von: Verbrennung, Fieber, Diabetes, Diarrhoe, neurologische Erkrankungen, …		

Gesamtpunktzahl: _____

Maßnahmen zur Soor- und Parotitisprophylaxe sind bei 210 Punkten und weniger erforderlich.

Datum: _____

Handzeichen: _____

Zystitis- und Harninkontinenzgefährdung

[Gültekin 2003]

Name der zu pflegenden Person: _____

Risiken	40 Punkte	30 Punkte	20 Punkte	10 Punkte
Compliance	nicht eingeschränkt	etwas eingeschränkt	sehr eingeschränkt	keine
Körperlicher Zustand	gut	mäßig	schlecht	sehr schlecht
Geistiger Zustand	klar	benommen, verwirrt	somnolent, delirant	stuporös, soporös, komatös
Disposition durch Medikamente	keine	leicht	mittel	stark
Mobilität	geht ohne Hilfe	geht mit Hilfe	rollstuhlbedürftig	bettlägerig
Motorik	nicht eingeschränkt	etwas eingeschränkt	sehr eingeschränkt	total eingeschränkt
Disposition durch Erkrankungen	keine	Ausprägung und Anzahl von: Allgemeine Neigung zu Infektionen im Urogenitaltrakt, Blasen- und Darmerkrankungen, Neoplasien, Lähmungen, neurologische Erkrankungen, …		

Gesamtpunktzahl: _____

Maßnahmen zur Soor- und Parotitisprophylaxe sind bei 210 Punkten und weniger erforderlich.

Datum: _____

Handzeichen: _____

Kontrakturgefährdung

[Gültekin 2003]

Name der zu pflegenden Person: _____

Risiken	40 Punkte	30 Punkte	20 Punkte	10 Punkte
Compliance	nicht eingeschränkt	etwas eingeschränkt	sehr eingeschränkt	keine
Körperlicher Zustand	gut	mäßig	schlecht	sehr schlecht
Geistiger Zustand	klar	benommen, verwirrt	somnolent, delirant	stuporös, soporös, komatös
Mobilität	geht ohne Hilfe	geht mit Hilfe	rollstuhlbedürftig	bettlägerig
Motorik	nicht eingeschränkt	etwas eingeschränkt	sehr eingeschränkt	total eingeschränkt
Disposition durch Erkrankungen	keine	Ausprägung und Anzahl von: Verbrennungen, Lähmungen, OP-Wunden, neurologische Erkrankungen, …		

Gesamtpunktzahl: _____

Maßnahmen zur Soor- und Parotitisprophylaxe sind bei 210 Punkten und weniger erforderlich.

Datum: _____

Handzeichen: _____

Frowein-Score/Thrombose-Assessment

[Frowein 1997]

Risikofaktoren	Kategorie	Pkt.	Kategorie	Pkt.	Kategorie	Pkt.
Gefäßwandschädigung						
Varikosis	nein	0	leicht	1	stark	4
Frühere Thrombose	nein	0	ja	4		
AVK	nein	0	Stadium I–II	2	Stadium III–IV	4
Alter	> 40	0	> 60	2	> 70	3
Hämodynamik						
Mobilität	mobil	0	teilmobil (bis ca. 12 Std./Tag)	2	immobil (länger als 72 Std. ununterbrochen)	4
Lähmungen	nein	0	Querschnittlähmung, Halbseitenlähmung	3		
Frakturen	nein	0	Unterschenkel	2	Oberschenkel	7
Stützverband	nein	0	Gehgips	3	Liegegips	7
Herzinsuffizienz	nein	0	ja	4		
Herzinfarkt	nein	0	ja	4		
Schwangerschaft	nein	0	ja	1		
Postpartal	nein	0	ja	2		
Übergewicht	nein	0	< 15 % (nach Broca)	2	> 20 %	3
Blutzusammensetzung						
Schwere Entzündung	nein	0	ja	7		
Sepsis	nein	0	ja	7		
Maligner Tumor	nein	0	ja	7		
Operation	kleine Eingriffe < 30 Min.	1	Allgemein­chirurgie > 30 Min.	3	Malignom-OP, gr.; urol., gyn., u. orthop. OP	7
Schwere Verletzungen	nein	0	ja	7		
Orale Konzeption	nein	0	ja	2		
Rauchen	nein	0	ja	2		
	Spaltensumme:		Spaltensumme:		Spaltensumme:	

Gesamtsumme der drei Spaltensummen: _____ **Punkte**

Auswertungstabelle:

Punkte	Thromboserisiko
0	kein
1 bis 3	geringes
4 bis 6	mittleres
7 bis maximal	hohes

AVK-Stadien nach Fontaine:

I = beschwerdefrei bei fehlenden Fußpulsen
II = intermittierendes Hinken
III = Ruheschmerz
IV = Gewebsstörungen (Nekrose, Gangrän)
Sollgewicht nach Broca:
Körpergröße (cm) – 100 = Sollgewicht (kg)

Modifizierte Autar[1]-Skala/DVT[2]-Assessment

[aus dem Englischen übersetzt, Kamphausen 2009]

Name: _____   Datum: _____

Alter			Unfälle (nur präoperativ berücksichtigen)	
10–30	0 Punkte		Kopf	1 Punkt
31–40	1 Punkt		Brust	1 Punkt
41–50	2 Punkte		Wirbelsäule	2 Punkte
51–60	3 Punkte		Becken	3 Punkte
> 60	4 Punkte		untere Extremitäten	4 Punkte
BM-Index			**Operationen**	
16–19	0 Punkte		kleine Eingriffe (< 30 Min.)	1 Punkt
20–25	1 Punkt		großer Eingriff (> 30 Min.)	2 Punkte
26–30	2 Punkte		Großer notfallmäßiger Eingriff	3 Punkte
31–40	3 Punkte		Thorax-OP	3 Punkte
			Bauch-OP	3 Punkte
			urologische OP	3 Punkte
			neurochirurgische OP	3 Punkte
			orthopädische OP	4 Punkte
Spezielle Risikogruppen			**Risikoerkrankungen**	
orale Kontrazeptiva	0 Punkte		Colitis ulcerosa	1 Punkt
25–35 Jahre	1 Punkt		Sichelzellanämie	2 Punkte
> 35 Jahre	2 Punkte		Polyzythämie	2 Punkte
Schwangerschaft/Kindbett	3 Punkte		Hämolytische Anämie	2 Punkte
			Chronische Herzerkrankung	3 Punkte
Mobilität			Herzinfarkt	4 Punkte
gehfähig	0 Punkte		Maligne Tumore	5 Punkte
eingeschränkt; benötigt Unterstützung	1 Punkt		Varicosis	6 Punkte
sehr eingeschränkt; braucht Hilfe	2 Punkte		frühere DVT[3] oder CVA[4]	7 Punkte
immobil, aus dem Bett mobilisierbar	3 Punkte			
vollständig bettlägerig	4 Punkte			

Summe: _____ Punkte

Auswertungstabelle:

Punkte	Thromboserisiko
</= 6	kein
7 bis 10	geringes (10 %)
11 bis 14	mittleres (11–40 %)
> 14	hohes (> 40 %)

---

1 Ricky Autar (Dozent der Erwachsenenpflege)
2 DVT (Deep Vein Thrombosis, tiefe Venenthrombose)
3 DVT (Deep Vein Thrombosis, tiefe Venenthrombose)
4 CVA (Chronic Vein Alteration, chronische Venenschädigung)

Verhaltensprotokoll zur systematischen Schmerzerfassung (ECPA)
[aus Schwermann/Münch 2008]

Datum:	Name der Bewohnerin/des Bewohners:	Geburtsdatum:	Wohnbereich/Zimmer:
Uhrzeit:	Dauer (in Minuten):	Pflegekraft:	Abweichende Medikation/Bedarfsmedikation:

Dimension 1: Beobachtungen vor der Pflege

ITEM 1 – Gesichtsausdruck: Blick und Mimik		Bemerkungen
0	Entspannter Gesichtsausdruck	
1	Besorgter, gespannter Blick	
2	Ab und zu Verziehen des Gesichts, Grimassen	
3	Verkrampfter und/oder ängstlicher Blick	
4	Vollständig starrer Blick/Ausdruck	

ITEM 2 – Spontane Ruhehaltung (Suche einer Schonhaltung)		Bemerkungen
0	Keinerlei Schonhaltung	
1	Vermeidung einer bestimmten Position, Haltung	
2	Bewohner/in wählt eine Schonhaltung (aber kann sich bewegen)	
3	Bewohner/in sucht erfolglos eine schmerzfreie Schonhaltung	
4	Bewohner/in bleibt vollständig immobil (wie festgenagelt)	

ITEM 3 – Bewegungen und Mobilität (im und/oder außerhalb des Betts)		Bemerkungen
0	Bewohner/in mobilisiert und bewegt sich wie gewohnt*	
1	Bewohner/in bewegt sich wie gewohnt*, vermeidet aber gewisse Bewegungen	
2	Seltenere/verlangsamte Bewegungen entgegen Gewohnheit*	
3	Immobilität entgegen Gewohnheit*	
4	Apathie, Niedergeschlagenheit oder starke Unruhe entgegen Gewohnheit*	

*im Vergleich zu den vorhergehenden Tagen

ITEM 4 – Kontakt zur Umgebung (Blick, Gesten, verbal)		Bemerkungen
0	Üblicher Kontakt wie gewohnt*	
1	Herstellen von Kontakt erschwert entgegen Gewohnheit*	
2	Bewohner/in vermeidet Kontaktaufnahme entgegen Gewohnheit*	
3	Fehlen jeglichen Kontakts entgegen Gewohnheit*	
4	Totale Indifferenz entgegen Gewohnheit	

*im Vergleich zu den vorhergehenden Tagen

Dimension 2: Beobachtungen während der Pflege

ITEM 5 – Ängstliche Erwartung bei der Pflege		Bemerkungen
0	Bewohner/in zeigt keine Angst	
1	Ängstlicher Blick, angstvoller Ausdruck	
2	Bewohner/in reagiert mit Unruhe	
3	Bewohner/in reagiert aggressiv	
4	Bewohner/in schreit, stöhnt, jammert	

ITEM 6 – Reaktionen bei der Mobilisation		Bemerkungen
0	Bewohner/in steht auf/lässt sich mobilisieren ohne spezielle Beachtung	
1	Bewohner/in hat gespannten Blick, scheint Mobilisation und Pflege zu fürchten	
2	Bewohner/in klammert mit den Händen, macht Gebärden während Mobilisation und Pflege	
3	Bewohner/in nimmt während Mobilisation/Pflege Schonhaltung ein	
4	Bewohner/in wehrt sich gegen Mobilisation oder Pflege	

ITEM 7 – Reaktionen während der Pflege schmerzhafter Zonen		Bemerkungen
0	Keinerlei negative Reaktionen	
1	Reaktionen ohne Eingrenzung	
2	Reaktion beim Anfassen oder Berühren schmerzhafter Zonen	
3	Reaktion bei flüchtiger Berührung schmerzhafter Zonen	
4	Unmöglichkeit, sich schmerzhaften Zonen zu nähern	

ITEM 8 – Verbale Äußerungen während der Pflege		Bemerkungen
0	Keine Äußerungen	
1	Schmerzäußerung, wenn man sich an die Bewohnerin/den Bewohner wendet	
2	Schmerzäußerung, sobald Pflegende bei der Bewohnerin/beim Bewohner ist	
3	Spontane Schmerzäußerung oder spontanes leises Weinen, Schluchzen	
4	Spontanes Schreien oder qualvolle Äußerungen	

	Total Punkte

Verlaufsdokumentation (ECPA)

[aus Schwermann/Münch 2008]

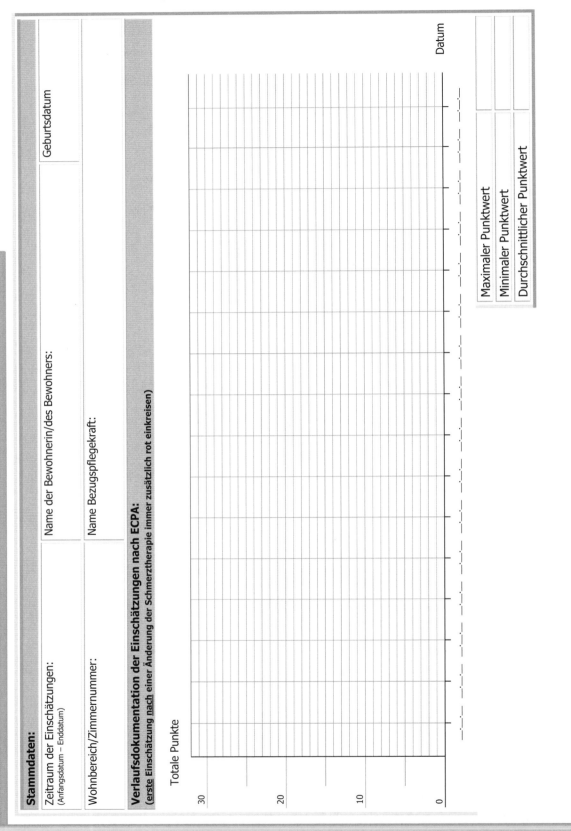

Stammdaten:

Name der Bewohnerin/des Bewohners:

Geburtsdatum

Zeitraum der Einschätzungen:
(Anfangsdatum – Enddatum)

Name Bezugspflegekraft:

Wohnbereich/Zimmernummer:

Verlaufsdokumentation der Einschätzungen nach ECPA:
(erste Einschätzung nach einer Änderung der Schmerztherapie immer zusätzlich rot einkreisen)

Totale Punkte

30

20

10

0

Datum

Maximaler Punktwert

Minimaler Punktwert

Durchschnittlicher Punktwert

Aktivierungsnachweis

Datum	Café-Besuch, Bar-Besuch	Singen, Musizieren, Tanz	Basteln, Werken, Malen	Kochen, Backen	Sportliche Aktivitäten, Radeln, Spazieren gehen	Schwimmen, Genussbad	Anti-Sturz-Balancetraining	Sinnesschulung, Snoezeln	Erzählen, Vorlesen	Kirch-/Friedhofsbesuch	Ausflug, Picknick	Fest, Feier	Info-, Selbsthilfetreffen			
1.																
2.																
3.																
4.																
5.																
6.																
7.																
8.																
9.																
10.																
11.																
12.																
13.																
14.																
15.																
16.																
17.																
18.																
19.																
20.																
21.																
22.																
23.																
24.																
25.																
26.																
27.																
28.																
29.																
30.																
31.																

Durchführungsnachweis (I. Teil)

Datum	Ganzkörperwaschung im Bett	Teilwaschung Oberkörper am Waschbecken	Teilwaschung im Bett/ am Waschbecken	Duschen	Baden	Hautpflege	Nagelpflege	Augenpflege	Nasenpflege	Zahnpflege	Mundpflege	Kämmen	Rasieren	Haarwäsche		

Durchführungsnachweis (II. Teil)

Datum	Toilettengang unter-stützen/Wasserlassen	Inkontinenzhose wechseln	Wechseln/Entleeren des Urinbeutels	Stuhlgang unterstützen	Wechseln/Entleeren des Stomabeutels	Bettbeziehen (teilweise)	Bettbeziehen (ganz)	Bett machen	Mundgerechte Kost und Getränke	Vollst. Hilfe bei der Nahrungsaufnahme	Teilw. Hilfe bei der Nahrungsaufnahme	Nachtmahlzeit	Flüssigkeitsaufnahme (s. Ein- u. Ausfuhrblatt)	Orale Nahrungs-aufnahme		

Pflegebericht

Datum	P, RR, Temp., BZ	Beobachtungen

Pflegetagebuch zum Nachweis für die MDK-Prüfung

Das Pflegetagebuch ist ein Beweismittel. Hier sollte genauestens dokumentiert werden, welche Pflegehilfen die Angehörigen (Laienpflegekräfte) wann und wie lange geleistet haben. Dazu gehören auch Wege sowie Vor- und Nacharbeiten. Um den Umfang der Pflegebedürftigkeit festzustellen, benötigt der Gutachter vom Medizinischen Dienst der Krankenversicherung (MDK) die Angaben über alle Hilfestellungen und Pflegeleistungen, die am Tag und in der Nacht erbracht werden. Das Pflegetagebuch dient dabei als ergänzende Erläuterung zur Feststellung des regelmäßigen Hilfebedarfs im Bereich der Grundpflege und hauswirtschaftlichen Versorgung. Dazu gehören: Körperpflege, Mobilität, Ernährung und die hauswirtschaftliche Versorgung. Im Folgenden werden die Tätigkeiten, die jeweils zu den vier Bereichen gehören, näher beschrieben:

Körperpflege

Waschen/Duschen/Baden:
Hierunter fällt das Waschen des Körpers entweder unter der Dusche, in der Badewanne, am Waschbecken oder auch im Bett. Zum Waschvorgang gehören die erforderlichen Vorbereitungen (z. B. das Zurechtlegen der erforderlichen Utensilien wie Seife/Handtuch, das Einlassen des Badewassers sowie das Bedienen der Armaturen), der Waschvorgang selbst sowie das Abtrocknen und Eincremen des Körpers.

Zahnpflege:
Zur Zahnpflege zählen die Vorbereitung (z. B. das Öffnen und Schließen der Zahnpastatube einschließlich der Dosierung der Zahnpasta und das Füllen des Wasserglases), der Putzvorgang einschließlich der Mundpflege sowie die Reinigung von Zahnersatz.

Kämmen:
Dies umfasst das Kämmen und Bürsten der Haare entsprechend der individuellen Frisur. Das Legen von Frisuren (z. B. Dauerwelle) sowie das Haarewaschen oder -schneiden können nicht berücksichtigt werden. Eine Ausnahme kann dann vorliegen, wenn durch Erkrankungen oder durch deren Folgen eine regelmäßige Haarwäsche erforderlich ist. Trägt der Pflegebedürftige ein Toupet oder eine Perücke, so gehört zum Hilfebedarf das Kämmen und Aufsetzen des Haarteils.

Rasieren:
Das Rasieren beinhaltet wahlweise die Trocken- oder Nassrasur einschließlich der notwendigen Hautpflege. Bei Frauen wird hier die Gesichtspflege – mit Ausnahme des Schminkens – berücksichtigt.

Darm- und Blasenentleerung:
Hierzu gehören die Kontrolle des Harn- und Stuhlabgangs, die Reinigung und Versorgung von künstlich geschaffenen Ausgängen sowie die notwendigen Handgriffe beim Hygienevorgang, das Richten der Kleidung vor und nach dem Gang zur Toilette, die Intimhygiene wie das

Säubern nach dem Wasserlassen und dem Stuhlgang sowie das Entleeren und Säubern eines Toilettenstuhls bzw. eines Steckbeckens. Ebenso zählen das Anlegen bzw. Wechseln von Inkontinenzhosen dazu.

Mobilität

Aufstehen/Zu-Bett-Gehen:
Das selbstständige Aufstehen und Zu-Bett-Gehen umfasst die eigenständige Entscheidung, zeitgerecht das Bett aufzusuchen bzw. zu verlassen. Hierunter fällt auch das alleinige Umlagern von bettlägerigen Pflegebedürftigen. Fällt das Umlagern in Verbindung mit anderen Verrichtungen an, so erfolgt die Zuordnung bei der jeweiligen Verrichtung.

An- und Auskleiden:
Das An- und Auskleiden beinhaltet neben notwendigen Handgriffen (z. B. das Öffnen und Schließen von Verschlüssen, das Auf- und Zuknöpfen sowie das An- und Ausziehen von Kleidungsstücken/Schuhen) die Auswahl der Kleidungsstücke entsprechend Jahreszeit und Witterung, die Entnahme der Kleidung aus ihrem normalen Aufbewahrungsort (z. B. Kommode oder Schrank) sowie die Überprüfung der Kleidung. Hierunter fällt auch das Anlegen von Prothesen oder Hilfsmitteln.

Gehen/Stehen und Treppensteigen:
Das Gehen/Stehen und Treppensteigen ist nur dann maßgebend, wenn es im Zusammenhang mit den genannten Verrichtungen der Körperpflege und der Ernährung erforderlich wird. Unter Gehen ist hier das Bewegen innerhalb der Wohnung (z. B. zum Waschen/Duschen/Baden oder zur Toilettennutzung) zu verstehen. Bei Rollstuhlfahrern fällt hierunter der Hilfebedarf, der durch die Benutzung eines Rollstuhls erforderlich wird. Zum Stehen gehört nicht nur, diese Körperhaltung zu erreichen (Aufstehen), sondern diese auch über einen längeren Zeitraum zu bewahren. Das Treppensteigen beinhaltet das notwendige Überwinden von Stufen innerhalb der Wohnung. Das Gehen und Treppensteigen im Zusammenhang mit der hauswirtschaftlichen Versorgung ist als Hilfebedarf bei der Hauswirtschaft zu berücksichtigen.

Verlassen/Wiederaufsuchen der Wohnung:
Das Verlassen/Wiederaufsuchen der Wohnung ist maßgebend, wenn es im Zusammenhang mit Verrichtungen erforderlich wird, die für die Aufrechterhaltung der Lebensführung zu Hause unumgänglich sind und das persönliche Erscheinen des Pflegebedürftigen notwendig machen. Hierzu zählen das Aufsuchen von Ärzten, Apotheken und Behörden sowie die Inanspruchnahme ärztlich veranlasster Therapien. Die Aufenthaltszeiten (z. B. Wartezeiten beim Arzt) bleiben unberücksichtigt. Das Verlassen/Wiederaufsuchen der Wohnung im Zusammenhang mit Freizeitaktivitäten (z. B. Spaziergänge, Besuche von kulturellen Veranstaltungen) sowie das Aufsuchen von Kindergärten, Schulen, Arbeitsplätzen oder Behindertenwerkstätten bleibt ebenfalls unberücksichtigt.

Ernährung

Mundgerechte Nahrungszubereitung:
Hierzu zählen die Tätigkeiten, die zur unmittelbaren Vorbereitung dienen, wie die portionsgerechte Vorgabe, das Zerkleinern der zubereiteten Nahrungsmittel, z.B. das mundgerechte Zubereiten bereits belegter Brote, ebenso die notwendige Kontrolle der richtigen Essenstemperatur, aber nicht das Kochen oder das Eindecken des Tisches. Die Zubereitung von Diäten ist beim „Kochen" zu berücksichtigen.

Nahrungsaufnahme:
Hierunter fällt die Nahrungsaufnahme in jeder Form (fest, flüssig) sowie eine ggf. erforderliche Sondenernährung und die Verwendung bzw. der Umgang mit dem Essbesteck oder anderer geeigneter Geräte, um die Nahrung zum Mund zu führen, zu kauen und zu schlucken.

Hauswirtschaftliche Versorgung

Verrichtungen der hauswirtschaftlichen Versorgung finden nur insoweit Berücksichtigung, als sie sich auf die Versorgung des Pflegebedürftigen selbst beziehen. Die Versorgung von Familienangehörigen bleibt unberücksichtigt.

Einkaufen:
Das Einkaufen beinhaltet auch das Planen und Informieren bei der Beschaffung von Lebens-, Reinigungs- und Körperpflegemitteln, den Überblick, welche Lebensmittel wo eingekauft werden müssen unter Berücksichtigung der Jahreszeit und Menge, die Kenntnis des Werts von Geld (preisbewusst) und der Genieß- und Haltbarkeit von Lebensmitteln sowie deren richtige Lagerung.

Kochen:
Zum Kochen gehören das Vor- und Zubereiten der Bestandteile der Mahlzeiten sowie das Aufstellen eines Speiseplans für die richtige Ernährung unter Berücksichtigung des Alters und der Lebensumstände. Hierzu gehören auch die Bedienung der technischen Geräte sowie die Einschätzung der Mengenverhältnisse und Garzeiten unter Beachtung von Hygienevorschriften.

Reinigen der Wohnung:
Hierzu gehören das Reinigen von Fußböden, Möbeln, Fenstern und Haushaltsgeräten im allgemein üblichen Lebensbereich des Pflegebedürftigen, die Kenntnis von Reinigungsmitteln- und geräten und das Bettenmachen.

Spülen:
Je nach Gegebenheiten des Haushalts fällt hierunter das Hand- bzw. maschinelle Spülen.

Wechseln/Waschen der Wäsche/Kleidung:
Hierzu gehören das Einteilen und Sortieren der Textilien, das Waschen, Aufhängen, Bügeln, Ausbessern und Einsortieren der Kleidung in den Schrank sowie das Bettenbeziehen.

Beheizen:
Das Beheizen umfasst auch die Beschaffung und Entsorgung des Heizmaterials.

Pflegetagebuch

Datum: _____

Name des Pflegebedürftigen:	Zeitaufwand in Minuten			Art der Hilfe		
Name des Pflegenden:	morgens	mittags	abends/ nachts	Anleitung/ Beaufsichtigung	Mit Unterstützung	Teilweise oder volle Übernahme
Körperpflege						
Waschen						
Duschen						
Baden						
Rasieren						
Kämmen						
Mundpflege						
Blasenentleerung						
Darmentleerung						
Intimpflege						
Wechseln v. Inkontinenzartikeln						
Ankleiden						
Auskleiden						
Mobilität						
Aufstehen vom Bett						
Aufstehen vom Rollstuhl						
Zubettbringen						
Lagerung						
Gehen/Bewegen im Haus						
Stehen						
Treppensteigen						
Begleiten zum Arzt						
Ernährung						
Mundgerechte Zubereitung						
Essensaufnahme (Reichen)						
Hauswirtschaftliche Versorgung						
Einkaufen						
Kochen						
Wohnung reinigen						
Spülen						
Wechseln der Wäsche						
Waschen						
Bügeln						
Beheizen der Wohnung						

Übersicht: Pflegeplanung nach dem Pflegeprozess

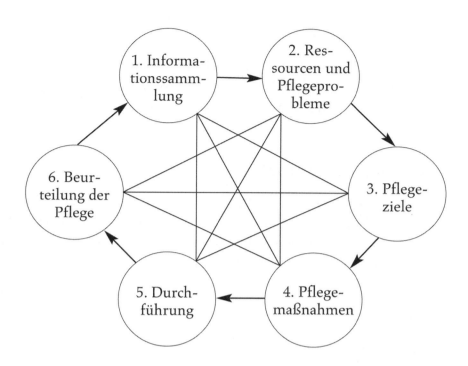

1. Informationen sammeln

Erstellen einer individuellen Pflegeanamnese im Erstgespräch mit dem Pflegebedürftigen. Sie dient dem Aufbau und dem Erhalt der Beziehung und der Schaffung einer Vertrauensbasis sowie der Sammlung von Informationen über den Pflegebedürftigen (sozialer, psychischer und physischer Hintergrund). Hilfreich dazu sind Pflegeassessments (Einschätzungshilfen).

2. Probleme/Ressourcen erfassen

Erkennen von Einschränkungen, aber auch der vorhandenen Fähigkeiten des Pflegebedürftigen. Probleme können aktuell (z. B. schon vorhandener Dekubitus) oder potenziell (z. B. Dekubitusgefahr) oder verdeckt (z. B. unbekannte Angst) sein. Ressourcen können äußerlich (z. B. intakte Familie) oder innerlich vorhanden sein (z. B. Humor). Pflegediagnosen können die Erfassung von Problemen und Ressourcen unterstützen.

3. Pflegeziele planen

Pflegeziele müssen positiv formuliert, prägnant, realistisch und überprüfbar sein. Werden Fernziele (z. B. Idealgewicht) geplant, müssen diese in Teil-/Nahziele (Frau/Herr ... hat das Gewicht gehalten) unterteilt werden. Standardziele reduzieren Formulierungsschwierigkeiten.

4. Pflegemaßnahmen planen

Pflegemaßnahmen müssen praktikable Anweisungen („Bedienungsanleitungen") sein. Es ist zu klären, wann, wie, mit welchen Mitteln und wie oft welche Maßnahmen durchgeführt werden sollen. Hilfreich dazu sind Pflegestandards, die individuell angepasst werden. Pflegeziele klären die Fragen „Wer, Was, Wann, Wo, Wie, Wie oft und Warum", teilweise oder vollständig, übernimmt, unterstützt, beaufsichtigt, beobachtet und/oder angeleitet.

5. Pflegemaßnahmen durchführen

Die Pflege ist individuell an den jeweiligen Pflegebedürftigen und seine Situation anzupassen. Es handelt sich um Unterstützungen in den Lebensaktivitäten. Wozu der Pflegebedürftige noch in der Lage ist, soll er selbstständig durchführen (Grundsatz: aktivierende Pflege). Hilfreich ist eine gute Teamarbeit.

6. Pflegeerfolg bewerten (Pflegeevaluation)

Hier geht es um die Fragen, ob die geplanten Pflegeziele erreicht wurden oder nicht. Wie reagiert der Pflegebedürftige auf die Pflegemaßnahmen? Wie ist jetzt ihr/sein Befinden? Wurde das Ziel erreicht (Rehabilitation)? Wenn nicht, würde der Pflegeprozess wieder neu beginnen. Die Pflegebeurteilung geschieht am besten mit Hilfe der Pflegevisite.

Evaluationsbogen

Tag/Monat Jahr* LA** (siehe Seite 5)	20 __	20 __	20 __	20 __	20 __	20 __	20 __	20 __	20 __
📈									
☯									
🔒									
🚲									
💧									
🍽									
🚹🚺									
⧗									
🗣									
🛏									
👪									

Hinweise: * Das Evaluationsdatum ist jeweils individuell festzulegen. Alle Pflegeziele müssen mit Zeitangabe formuliert werden.
** Für jede Lebensaktivität ist der Grad der Selbstständigkeit des Menschen festzulegen:
Grad 0 = **selbstständig** (keine pflegerelevanten Beeinträchtigungen)
Grad 1 = **bedingt selbstständig** (keine Fremdhilfe, selbstständige Ausführung, Hilfsmittel)
Grad 2 = **teilweise unselbstständig** (Fremdhilfe bei abhängiger Pflegeaktivität)
Grad 3 = **unselbstständig** (Unfähigkeit zur selbstständigen Aktivität)

Musterpflegeplanung

Fallbeispiel:

Herr Müller ist 72 Jahre alt und lebt seit vier Jahren im Seniorenheim. Er ist verwitwet und hat einen Sohn, zu dem er aber keinen Kontakt mehr hat. Geistig ist er völlig klar. Er ist sehr adipös und hat seit Jahren eine schwere, nicht mehr kompensierbare Herzinsuffizienz. Außerdem leidet er an Bluthochdruck, wobei häufiger Blutdruckkrisen bis zu 240 mmHg systolisch auftreten.

Durch die Herzinsuffizienz und die Adipositas ist Herr Müller nur sehr wenig belastbar. Er kann keine Treppen mehr steigen, und auch das Gehen fällt ihm ziemlich schwer, weshalb er gern im Bett liegt. Herr Müller zeigt darüber hinaus keine Interessen. Wenn das Pflegepersonal versucht, ihn zu motivieren, teilt er mit, dass er einfach nur seine Ruhe haben möchte. Er ist nicht in der Lage, die Körperpflege selbstständig durchzuführen. Manchmal verweigert er die Durchführung der Pflege vom Pflegepersonal ganz. Herr Müller ruht sich tagsüber viel aus und kann daher nachts kaum schlafen.

Aufgabe:

Erstellen Sie anhand der Formulierungshilfen von S. 29 bis S. 75 eine Pflegeplanung in Anlehnung an alle Lebensaktivitäten des Menschen unter Berücksichtigung der Hinweise aus den MDK-Richtlinien.

_____

_____

_____

_____

_____

_____

_____

_____

_____

_____

_____

_____

Lösung:

Vitale Funktionen aufrechterhalten können

Ressourcen:

☺ Herr Müller ist geistig völlig klar

Pflegeprobleme:

- ♀ Stabilisierung der Vitalzeichen bereitet Beschwerden (Ermüdbarkeit) und erfordert personelle Hilfe (z. B. Medikamentenüberwachung, Pneumonieprophylaxe)
- ♀ Herr Müller leidet an Bluthochdruck (mit Blutdruckkrisen)
- ♀ körperliche Schwäche aufgrund der verminderten Herzleistung
- ♀ Pneumoniegefahr aufgrund eingeschränkter Mobilität

Pflegeziele:

- ✧ frühzeitiges Erkennen von Veränderungen (von Blutdruckkrisen)
- ✧ stabile (physiologische) Puls- und Blutdruckwerte (etwa 120–160/80–95 Hg)
- ✧ atmet ruhig und regelmäßig
- ✧ Herr Müller hat infektionsfreie Atemwege
- ✧ Herr Müller akzeptiert Hilfe
- ✧ Herr Müller ist einsichtig

Pflegemaßnahmen:

- ☞ Vitalzeichenkontrolle (P/RR/Temp/Atmung) durch exam. Pflegefachkraft, Intervalle: _____
- ☞ Medikamentenapplikation nach ärztlicher Anordnung
- ☞ Pneumonieprophylaxe (laut Standard der Pflegeeinrichtung)
- ☞ 3 × täglich atemunterstützende Lagerung, Oberkörperhochlage durch exam. Pflegefachkraft

Sich situativ anpassen können

Ressourcen:

☺ Herr Müller nimmt Probleme wahr
☺ hat einen Sohn

Pflegeprobleme:

- ♀ kann sich auf äußere Bedingungen und deren Veränderungen nicht einstellen, bedarf ständiger Hilfe bei der Tagesstruktur sowie bei der Bewältigung seiner Erkrankungen
- ♀ Herr Müller zeigt keine Interessen
- ♀ hat keinen Kontakt zum Sohn mehr, weil er ihn nicht belästigen möchte
- ♀ ist relativ isoliert von seinen Mitmenschen, weil er sich wegen seiner Adipositas geniert

Pflegeziele:

- ✧ akzeptiert Hilfe – Herr Müller freut sich über: _____
- ✧ spricht über Ängste und Sorgen
- ✧ hat Vertrauen
- ✧ zeigt Interessen

Pflegemaßnahmen:

☞ entspannende und ablenkende Maßnahmen anbieten
☞ Nähe und Verständnis zeigen
☞ ggf. Kontakt zum Sohn initiieren
☞ Gespräche führen, Bezugspflege
☞ Vertrauensaufbau

Für Sicherheit sorgen können

Ressourcen:

☺ Herr Müller verfügt über Sturzvermeidungsstrategien (gutes Schuhwerk, Haltegriffe ...)
☺ Herrn Müller sind seine individuellen Sturzrisiken bewusst (z. B. Stolperfallen, Glätte)
☺ Herr Müller kann die Rufanlage bedienen
☺ kennt die Sturzrisiken
☺ Orientierungsfähigkeit vorhanden

Pflegeprobleme:

⚲ Medikamenteneinnahme muss überwacht werden
⚲ Sturzgefahr (Risiko lt. Mobilitätstest s. S. 111 _____)
⚲ Intertrigogefahr aufgrund _____
⚲ Dekubitusgefahr (Risiko lt. Bradenskala s. S. 106 f. _____)
⚲ Aggressionsgefahr (aufgrund der wenigen sozialen Kontakte)

Pflegeziele:

👍 Herr Müller akzeptiert Sicherheitsmaßnahmen
👍 reduzierte Sturzgefahr
👍 intakte Haut
👍 gewährleistete Medikamenteneinnahme
👍 Aggressionen sind vermieden
👍 psychische Sicherheit

Pflegemaßnahmen:

☞ Kontrollgänge
☞ Veränderungen melden
☞ Bezugspflege
☞ Medikamentenüberwachung
☞ Validation
☞ Intertrigoprophylaxe (Hautpflege, Hautfaltenkompressen bei Adipositas und Transpiration)
☞ Dekubitusprophylaxe (Umlagerung nach Plan durch eine exam. Pflegefachkraft)

Sich bewegen können

Ressourcen:

☺ Herr Müller kann teilweise gehen
☺ kann aufstehen
☺ ist orientiert

Pflegeprobleme:

- für Bewegung ist (ggf. neben Hilfsmitteln) eine personelle Hilfe zeit-/teilweise notwendig, z. B. für das Drehen im Bett und die Mobilisation außerhalb des Betts
- Herr Müller kann aufgrund der Herzschwäche und der Adipositas keine Treppen steigen
- das Gehen fällt ihm schwer
- Bradenskala: _ Punkte (Dekubitusrisiko)
- Kraftlosigkeit

Pflegeziele:

- Herr Müller verbringt längere Zeit des Tages außerhalb des Betts
- bewegt sich sicher
- akzeptiert die erforderliche Unterstützung
- ist motiviert
- kann sich ohne Hilfe im Bett umdrehen
- kann Hilfsmittel selbstständig (oder mit Hilfe) anwenden
- geht sicher und angstfrei

Pflegemaßnahmen:

- Aufstehen/Ins-Bett-Gehen/Unterstützung (Herr Müller kann sich melden)
- Transfer/Unterstützung (Arm und Rücken umfassen)
- Dekubitusprophylaxe lt. Standard der Pflegeeinrichtung
- Gehübungen (wenige Meter, langsam die Entfernung steigern)
- Bereitstellen geeigneter Hilfsmittel (Rollator anbieten, ausprobieren)
- Erklären/Anleiten geeigneter Hilfsmittel und die Zufriedenheit erfragen

Sich sauber halten und kleiden können

Ressourcen:

- Herr Müller ist orientiert
- kann Kleidung selbst aussuchen
- kann sich mitteilen
- kann sich selbst abtrocknen
- kann unter Anleitung und Berücksichtung seiner Belastbarkeit mithelfen

Pflegeprobleme:

- die eigene Körperpflege und/oder das selbstständige Kleiden kann nicht durchgeführt werden, es ist ständige personelle Hilfe erforderlich
- Herr Müller benötigt Hilfe beim Waschen/Duschen/Baden aufgrund der Kraftlosigkeit
- Hilfebedarf bei der Hautpflege, weil er seine Körperpflege sonst eher vernachlässigt
- Verlust der Selbstständigkeit, weil er auf fremde Hilfe angewiesen ist

Pflegeziele:

- ist gepflegt und sauber
- erhält die erforderliche Unterstützung
- hilft bei der Pflege mit
- ist angemessen gekleidet

👍 fühlt sich frisch

👍 erkennt die Notwendigkeit der Pflege

Pflegemaßnahmen:

☞ Ganzkörperwaschung am Waschbecken/Übernahme

☞ Hautpflege, Intertrigoprophylaxe nach Standard der Pflegeeinrichtung

☞ Mund-, Zahn- und Prothesenpflege/Anleitung

☞ Rasieren/Anleitung

☞ Ankleiden/Anleitung

☞ aktivierende Pflege

☞ über mögliche Hilfsmittel zur Körperpflege und Wege zu deren Beschaffung beraten

Essen und trinken können

Ressourcen:

☺ Herr Müller hat normalen Appetit

☺ setzt Hilfsmittel selbstständig ein

☺ Lieblingsspeisen sind: _____

Pflegeprobleme:

♀ Herr Müller braucht Hilfsmittel und Anleitung beim Essen und Trinken

♀ Adipositas (er wiegt _____ kg und ist _____ cm groß)

♀ Bewegungsmangel

♀ fehlende Einsicht hinsichtlich der Gesundheitsrisiken von Adipositas

♀ fehlende Motivation hinsichtlich einer Gewichtsreduktion

Pflegeziele:

👍 sieht ein, dass er sich gesünder (fett- und kalorienreduziert) ernähren muss

👍 zeigt positive Veränderungen bei den Essgewohnheiten

👍 nimmt nicht weiter zu, kann sein Gewicht halten

👍 verliert einige Kilo an Gewicht (nach ärztl. Rücksprache)

Pflegemaßnahmen:

☞ alle 3 Tage Gewichtskontrollen durchführen

☞ Ernährungsgewohnheiten ermitteln

☞ Reduktionskost und/oder natriumarme Kost anbieten (nach ärztl. Rücksprache)

☞ Bereitstellen von Ess- und Trinkhilfen

☞ Flüssigkeitsbilanzierung (nach ärztl. Rücksprache)

Ausscheiden können

Ressourcen:

☺ Herr Müller kann willkürlich Urin und Stuhl ausscheiden

☺ regelmäßig weicher Stuhlgang

☺ Urinausscheidung > 1000 ml/Tag

☺ trinkt ausreichend

Pflegeprobleme:

- ♀ Herr Müller leidet aufgrund der Herzmuskelschwäche unter Nykturie (nächtliches Wasserlassen)
- ♀ kann Toilette/Toilettenstuhl nicht selbstständig benutzen
- ♀ mangelnde Bewegung

Pflegeziele:

- ♠ unterstützt selbstständig die Miktion und/oder Defäkation durch Hilfsmittel (z. B. Urinflasche, Steckbecken/Toilettenstuhl)
- ♠ Herr Müller akzeptiert Hilfe
- ♠ meldet sich rechtzeitig zur Toilette
- ♠ hat ausreichend Bewegung

Pflegemaßnahmen:

- ☞ Zystitisprophylaxe lt. Standard der Pflegeeinrichtung
- ☞ Intimsphäre wahren
- ☞ regelmäßigen Gang zur Toilette fördern (gemäß den individuellen Entleerungszeiten)
- ☞ Urinflasche/Toilettenstuhl bereitstellen

Sich beschäftigen können

Ressourcen:

- ☺ Herr Müller ist orientiert
- ☺ kann sich selbst mitteilen

Pflegeprobleme:

- ♀ Herr Müller braucht zeit-/teilweise personelle Hilfe bei der Tagesgestaltung
- ♀ lehnt Beschäftigungsangebote ab, weil er niemandem zur Last fallen möchte
- ♀ hat keine sinnvolle Aufgabe
- ♀ lehnt Kontakte ab
- ♀ Isolationsgefahr

Pflegeziele:

- ♠ Herr Müller akzeptiert Unterstützung bei der Tagesstrukturierung
- ♠ ist neugierig auf die Beschäftigungsangebote
- ♠ zeigt Eigeninitiative bei der Tagesstrukturierung
- ♠ hat Hobbys und kann diese ausüben

Pflegemaßnahmen:

- ☞ Kontakte fördern
- ☞ kleine Aufgaben zuteilen (Einkäufe möglichst gemeinsam tätigen)
- ☞ gemeinsame Spaziergänge anbieten
- ☞ das Selbstwertgefühl stärken, zu Tätigkeiten animieren

Kommunizieren können

Ressourcen:
- ☺ Herr Müller kann gut hören und sehen
- ☺ kann sprechen
- ☺ ist orientiert

Pflegeprobleme:
- ♀ Kommunikation erfordert zeit-/teilweise personelle Hilfe
- ♀ versteckt Gefühle
- ♀ Herr Müller spricht nur das Nötigste
- ♀ ist sehr abweisend

Pflegeziele:
- ☙ Herr Müller fühlt sich verstanden
- ☙ spricht häufiger
- ☙ hat Selbstvertrauen
- ☙ nimmt eigene Wünsche an und äußert sie

Pflegemaßnahmen:
- ☞ Herrn Müller zum Sprechen ermutigen, Zeit nehmen, Interesse signalisieren
- ☞ bei allen Pflegemaßnahmen Blickkontakt herstellen
- ☞ auf nonverbale Körpersprache achten, Bezugspflege
- ☞ Angst und Aggressionen abbauen, Vertrauensaufbau, nachfragen, wie es ihm geht

Ruhen und schlafen können

Ressourcen:
- ☺ Herr Müller kann Schlafstörungen mitteilen
- ☺ hat feste Schlafenszeiten

Pflegeprobleme:
- ♀ Durchschlafstörungen
- ♀ Nykturie
- ♀ Herr Müller hat ein reduziertes Schlafbedürfnis

Pflegeziele:
- ☙ Herr Müller bewältigt gelegentliche Schlafstörungen
- ☙ ausgeglichener Tag-/Nachtrhythmus
- ☙ hat einen erholsamen Schlaf

Pflegemaßnahmen:
- ☞ Einhalten individueller Schlafrituale (Raum abdunkeln, Gebet)
- ☞ Nacht-/Dämmerlicht
- ☞ Urinflasche/Toilettenstuhl ans Bett
- ☞ Lagerung nach Wunsch

Soziale Bereiche des Lebens sichern können

Ressourcen:

☺ hat Möglichkeiten, Kontakte zum Sohn herzustellen

☺ Herr Müller ist orientiert

Pflegeprobleme:

♀ die eingeschränkte Mobilität reduziert den Radius der Lebensgestaltung

♀ benötigt Aktivierung bei der Kontaktaufnahme (Telefonieren) mit dem Sohn

♀ Herr Müller hat keine Bezugspersonen

♀ nimmt keine/kaum Unterstützungen an

♀ lehnt Aktivitäten ab, weil er sich schämt und weil er wenig Kraft hat

Pflegeziele:

♂ Herr Müller spricht über seine Sorgen

♂ hat Vertrauen

♂ hat eine Bezugsperson

♂ setzt sich mit der Umwelt auseinander

♂ findet Sinn am Leben

♂ erhält Zuwendung

♂ fühlt sich integriert, findet seine gewünschte Ruhe

Pflegemaßnahmen:

☞ Vertrauen aufbauen

☞ häufige Ansprache, wertschätzen

☞ Herrn Müller zu Festen und Feiern begleiten

☞ Gruppenangebote (z. B. Bewegungsübungen)

☞ jeden Morgen Tageszeitung reichen

☞ Ursachen der Isolation und Ressourcen klären

☞ Kommunikation/Unterhaltung

☞ Rückzugsverhalten akzeptieren (im vertretbaren gesunden Rahmen)

Literatur

Arbeitsgruppe Geriatrisches Assessment (AGAST) (1997): Geriatrisches Basisassessment. Red.: M. Mach u. a. Aktualisierte Aufl. München, MMV (Schriftenreihe Geriatrie-Praxis)

Bienstein, C. (2000): Gestaltung der Pflege von Menschen mit Atembeeinträchtigungen. In: Bienstein, C./Klein, G./Schröder, G. (Hrsg.): Atmen. Die Kunst der pflegerischen Unterstützung der Atmung. Thieme, Stuttgart: 393–405

Blandford G./Watkins L. B./Mulvihill M. N./Taylor B. (1997): Assessing abnormal feeding behavior in Tate stage dementia: a taxonomy and initial findings. Facts and Research in Gerontology. Springer Publishing, Heidelberg

Brunner, C./Spiegel, R. (1990): Eine Validierungsstudie mit der NOSGER, einem neuen Beurteilungsinstrument für die Psychogeriatrie. Zeitschrift für klinische Psychologie 19. Jg., 211–229

Füsgen, I. (2004): Geriatrie. Band 1 (4. Aufl.). Grundlagen und Symptome. Kohlhammer, Stuttgart

Glaeske, G./Schulze, J./Henke, F. (2012): Polypharmazie im Alter. Mehr Sicherheit in der Arzneimitteltherapie. Die Schwester/Der Pfleger, Heft 7, 671–676

Gültekin, J. E./Liebchen, A. (2003): Pflegerische Begutachtung. Kohlhammer, Stuttgart

Gültekin, J. E./Liebchen, A. (2003): Pflegevisite und Pflegeprozess. Kohlhammer, Stuttgart

Henke, F. (2006): Pflegeplanung nach dem Pflegeprozess (3. Aufl.). Kohlhammer, Stuttgart

Kaeppel, V./Weiß, J. (2007): Duden. Das Wörterbuch medizinischer Fachausdrücke. Bibliographisches Institut, Mannheim

Kahla-Witzsch, H. A./Platzer, O. (2007): Risikomanagement für die Pflege. Kohlhammer, Stuttgart

Kamphausen, U. (2011): Prophylaxen in der Pflege. 7 Aufl. Kohlhammer, Stuttgart

Ministerium für Arbeit, Soziales, Familie und Gesundheit des Landes Rheinland-Pfalz (Hrsg.) (2004): Musterdokumentation. Mainz

Nikolaus, Th. et al. (Hrsg.) (1995): Handbuch: Geriatrie und Gerontologie. Düsseldorf: Deutsche Krankenhausverlagsgesellschaft mbH

Prosiegel, M. (1991): Neuropsychologische Störungen. Pflaum, München

Richtlinien der Spitzenverbände der Pflegekassen zur Begutachtung von Pflegebedürftigkeit nach dem XI. Buch des Sozialgesetzbuches (Begutachtungsrichtlinie – BRi) vom 21. 03. 1997 in der Fassung vom 22. 08. 2001 und vom 08. 06. 2009

Schwermann, M./Münch, M. (2008): Professionelles Schmerzassessment bei Menschen mit Demenz. Kohlhammer, Stuttgart

Tinetti, M. E. et al.: NEJM Volume 331: 821–827, 09/1994 Number 13

Tully, M. W./Matrakas, K. L./Muir, J./Musallam, K. (1997): The Eating Behavior Scale. A simple method of assessing functional ability in patients with Alzheimer's disease. J Gerontol Nurs. 23 (7): 9–15

Wahle, M./Hällers, S./Spiegel, R. (1996): Validation of the NOSGER (Nurses' Observation Scale for Geriatric Patients) – Reliability and Validity of a Caregiver Rating Instrument. International Psychogeriatrics. Vol. 8, Issue 4

Yesavage, J. A./Brink, T. L. u. a. (1983): Development and validation of a geriatric depression screening scale: a preliminary report. J. Psychiatr. Res. 39: 37–9

Zeitschrift für Gerontologie und Geriatrie (2001: Behavioral Science and Medicine, Steinkopff. Volume 34, Number 7, 05

Internetquellen

Abschlussbericht des Bayrischen Staatsministeriums für Arbeit und Sozialordnung, Familie und Frauen zum Projekt „Entbürokratisierung der Pflegedokumentation".
Link: www.stmas.bayern.de/pflege/stationaer/entb-ges.pdf

Ergebnisse der „Arbeitsgruppe III: Entbürokratisierung" des Runden Tisches Pflege von 2005, Herausgeber: Deutsches Zentrum für Altersfragen
Link: www.dza.de/download/ErgebnisseRunderTischArbeitsgruppeIII.pdf

Expertenstandards vom Deutschen Netzwerk für Qualitätsentwicklung in der Pflege (DNQP): www.dnqp.de
„Dekubitusprophylaxe in der Pflege"
„Entlassungsmanagement in der Pflege"
„Schmerzmanagement in der Pflege"
„Sturzprophylaxe in der Pflege"
„Förderung der Harnkontinenz in der Pflege"
„Pflege von Menschen mit chronischen Wunden"
„Ernährungsmanagement zur Sicherstellung und Förderung der oralen Ernährung in der Pflege"

Gutachten des Bundesministeriums für Familie, Senioren, Frauen und Jugend zur „Identifizierung von Entbürokratisierungspotenzialen in der stationären Altenpflege in Deutschland"
Link: www.bmfsfj.de/RedaktionBMFSFJ/Abteilung3/Pdf-Anlagen/entbuerokratisierung-in-der-stationaeren-altenhilfe,property=pdf,bereich=,rwb=true.pdf

Kriterien der Veröffentlichung (Ambulante Pflege)
Link: http://www.mds-ev.de/media/pdf/Vereinbarung_ambulant_Anlage_1_30_03_2009%281%29.pdf

Kriterien der Veröffentlichung (Stationäre Pflege)
Link: http://www.mds-ev.de/media/pdf/Transparenz-Vereinbarung_stationaer_Anlage_1_Stand_17–12–2008.pdf

„Richtlinien der Spitzenverbände der Pflegekassen zur Begutachtung von Pflegebedürftigkeit nach dem XI. Buch des Sozialgesetzbuches"
Link: www.mds-ev.org/download/Begutachtungsrichtlinien_screen.pdf

Transparenzvereinbarung ambulante Pflege
Link: http://www.mds-ev.de/media/pdf/Vereinbarung_ambulant_ohne_Unterschriften_30_03_2009.pdf

Transparenzvereinbarung stationäre Pflege
Link: http://www.mds-ev.de/media/pdf/Transparenz-Vereinbarung_stationaer_Stand_17–12–2 0 08.pdf

Stichwortverzeichnis

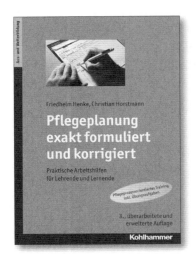

Friedhelm Henke/Christian Horstmann

Pflegeplanung exakt formuliert und korrigiert

Praktische Arbeitshilfen für Lehrende und Lernende

3., überarb. u. erw. Auflage 2012
142 Seiten. Kart. € 17,90
ISBN 978-3-17-022409-4

In diesem Lehr- und Lernbuch werden zunächst ausführlich die allgemeinen Grundlagen der Pflegeplanung erklärt. Anschließend werden aus der Praxis formulierte Pflegeplanungen aufgeführt, die mit Korrekturvorschlägen versehen sind. Dieser Form entsprechend folgt ein etappenweise gesteigertes Training bis hin zur Autokorrektur. So wird am Beispiel dargestellt, wie das Buch zum Lernerfolg führt. Abschließend werden zahlreiche am Pflegeprozess orientierte Arbeitsaufgaben samt Lösungsschemata vorgestellt (offene Fragestellungen, Strukturlegeverfahren, Multiple-Choice sowie Lückentexte und Rätsel). Diese dienen der Klausurerstellung und Unterrichtsgestaltung für Lehrpersonen sowie dem selbstbestimmten Erlernen oder Wiederauffrischen rund um die Pflegeplanung für Auszubildende und examinierte Pflegepersonen. Neu in der 3. Auflage ist ein separates Kapitel, welches sich der Erstellung des Pflegeverlaufsberichts gemäß MDK-Prüfkatalog und MDS-Grundsatzstellungnahme widmet.

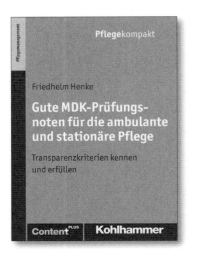

Friedhelm Henke

Gute MDK-Prüfungsnoten für die ambulante und stationäre Pflege

Transparenzkriterien kennen und erfüllen

2012. 112 Seiten. Kart. € 15,90
ISBN 978-3-17-022175-8

Pflegekompakt

Ambulante und stationäre Pflegeeinrichtungen sind durch § 115, Abs. 1a SGB XI verpflichtet, erbrachte Leistungen zu veröffentlichen. Prüfungsnoten sollen Angehörigen bei der Auswahl von Pflegeheimen und ambulanten Pflegediensten helfen. Das Buch erläutert die komplexen Transparenzberichte, um gute von schlechten Einrichtungen unterscheiden zu können. Als kompakter Leitfaden dient es somit Verbrauchern und Pflegeeinrichtungen gleichermaßen. Letztere sollen dadurch kontinuierliche Verbesserungsmöglichkeiten des Pflegeprozesses aufdecken können.

Content+^{PLUS} beinhaltet die Bewertungskriterien.

W. Kohlhammer GmbH · Verlag für Medizin, Psychologie, Pflege, Pädagogik und Krankenhaus · 70549 Stuttgart
Tel. 0711/7863 - 7280 · Fax 0711/7863 - 8430 · vertrieb@kohlhammer.de · www.kohlhammer.de